MRS KRISTAL

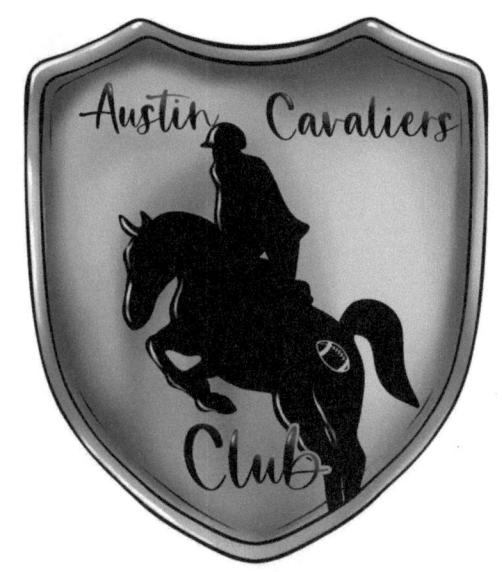

First Down:
Fitness Girl

Sportroman

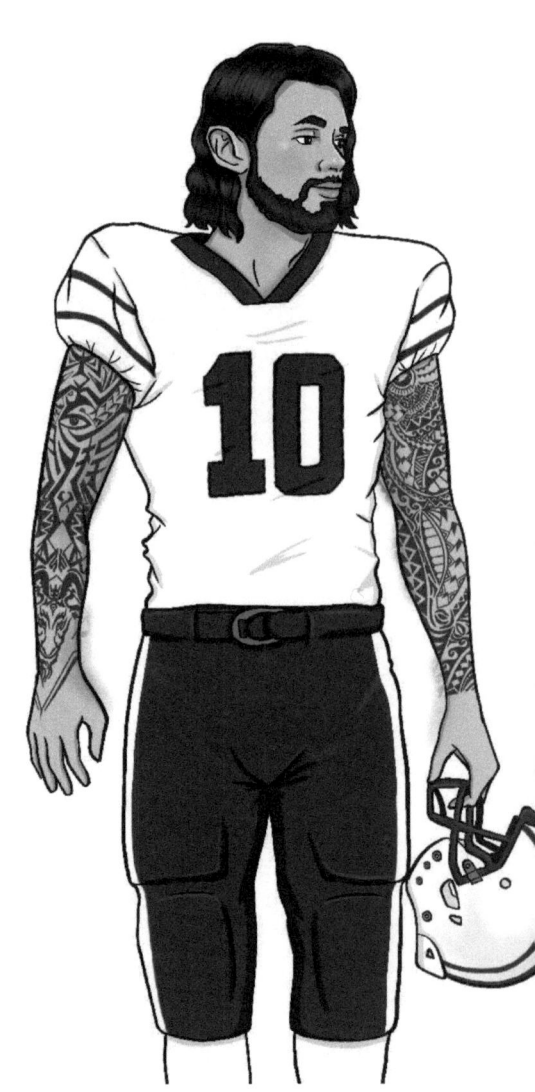

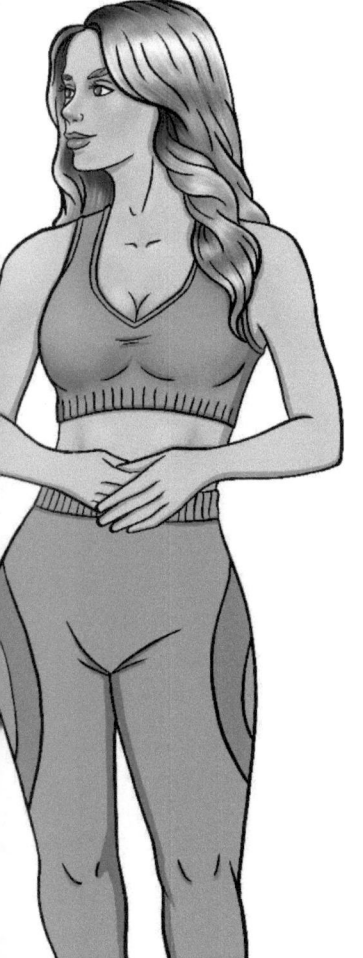

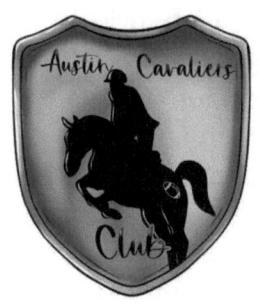

1. Kapitel

Becks

Austin Cavaliers Facility

Ich parke meinen Range Rover auf dem Trainingsgelände der Austin Cavaliers und sehe an dem modernen Komplex hinauf. Er wurde vor einigen Jahren neu gebaut. Bis vorletzte Saison trainierten wir in einem deutlich kleineren und vor allem weniger luxuriösen Gebäude. Dieses war den Anforderungen des Leistungssports im 21. Jahrhundert aber nicht mehr gewachsen. Die Modernisierungsarbeiten kosteten den Verein mehr als ein neues Gebäude zu errichten. Dieser Palast verfügt über zwei Trainingsfelder, mehrere Fitnessräume, eine ganze Etage für die Teamärzte und Physiotherapeuten sowie Konferenzräume, in denen sich die Bosse treffen und wir unsere Vertragsverhandlungen führen. Von einigen der Räume kann man auf das große Footballfeld hinter dem Gebäude blicken, und das Training verfolgen.

Ich steige aus meinem Wagen und werfe die Fahrertür hinter mir zu. Anschließend gehe ich zum Kofferraum und nehme meine Sporttasche heraus. Es kribbelt in meinen Händen, wenn ich daran denke, dass die neue Saison endlich beginnt. Den Rasen unter meinen Füßen spüren und die Tackle meiner Kollegen einstecken, um uns Tag für Tag zu Höchstleistungen anzutreiben. Etwas Besseres gibt es für mich nicht. Football ist mein Leben, seit ich das erste Mal einen Ball gehalten habe. Damals war ich noch verdammt jung und wir lebten in England.

Mein Grandpa aus Dover war ein großer NFL-Fan und zeigte mir bereits mit fünf Jahren, wie man einen Football hält und welche Aufgabe ein Quarterback hat. Als ich zehn Jahre alt war, zog ich mit meinen Eltern in die Staaten, weil mein Dad einen neuen Job hatte. In unserer neuen Heimat New York kam ich durch das amerikanische Fernsehen und später in der Highschool so richtig mit Football in Berührung und begann zu spielen.

»Becks!« Mein bester Freund Asher hebt die Hand zum Gruß, bevor er seine riesige Sporttasche aus dem winzigen Kofferraum seines Ferraris zerrt.

»Hey!«, begrüße ich ihn mit einem Handschlag.

Asher und ich haben uns auf dem College in Austin kennengelernt. Auf der Texas State

University spielten wir seit dem ersten Semester gemeinsam Football. Asher war fortan mein bester Passempfänger als Tight End, um einen Touchdown zu erlaufen. Wir waren so erfolgreich, dass die Cavaliers uns beim Draft im Doppelpack vom College weg verpflichteten. Mich in der ersten Runde und Asher in der sechsten. Lustigerweise verpflichteten sie im selben Jahr auch Ashers Zwillingsbruder Liam. Er studierte in Kansas und spielte auf der Position des Running Backs. Bis dahin hatte ich nur vereinzelt Spiele von ihm gesehen. Liam stand Asher in nichts nach und so wurden wir mit den Jahren zum gefürchtetsten Trio der Liga.

»Wie geht's?«, fragt Asher und schultert seine Tasche.

»Gut und dir?«, erwidere ich und schließe meinen SUV ab.

»Mir auch«, antwortet mein bester Freund. »Immer so weiter. Da die Off-Season nun endlich vorbei ist und wir wieder aufs Feld dürfen noch besser.«

Die Monate von Februar bis Juli ohne Football sind verdammt lang. Klar, wir nutzen sie auch zum Abschalten, die Familie zu besuchen und Urlaub zu machen. Doch Football ist für uns nicht nur ein Job. Es ist ein Lebensgefühl, eine Religion und wir können es irgendwann kaum noch erwarten, dass es im Juli wieder losgeht. Darüber hinaus dürfen unsere Körper nicht über Monate stillstehen. Kontinuierliches Training ist auch in der Off-Season das A und

O.

»Das ist wahr«, stimme ich Asher zu. »Der Coach freut sich sicher auch uns zu sehen.«

»Meinst du?« Asher schmunzelt. »Er schien ziemlich happy damit zu sein, mit seiner Familie auf einer Yacht vor Barbados zu schippern.«

Unser Coach, Emmanuel Sanders, ist ein großer Fan von Social Media. Ich bin mir sogar sehr sicher, dass er da unter den Coaches in der NFL eine Ausnahme bildet. Er liebt es Fotos auf seinem Instagram Profil hochzuladen. Vor allem seine Golden Retriever Damen Goldie und River präsentiert er, wann immer er kann. Aber auch seine Frau Annie und Tochter Ruby werden regelmäßig für Fotoshootings vor die Kamera gezogen.

Ruby ist in unserem Alter. Wir waren gemeinsam auf der Uni, doch in verschiedenen Freundeskreisen. Zwar gibt es bis heute eine Person, die unsere Wege immer kreuzen wird und der Grund ist, warum ich nichts weiter mit Ruby zu tun haben möchte, aber darüber hinaus lebten wir aneinander vorbei.

Die Gedanken an diese Person schiebe ich so weit nach hinten in meinem Kopf, wie nur möglich. Das alles ist Vergangenheit und ich bin ein Mensch, der grundlegend nur nach vorn sieht. Vor allem, wenn es um sie geht.

»Ruby sah immer sehr begeistert aus«, meint Asher vergnügt und hält seine Key-Card an das Touchpad vor der großen Eingangstür mit Milchglas-Folie, in der das Logo der Cavaliers, ein Reiter auf einem Pferd, ausgeschnitten ist. Um mich anzumelden, tue ich es meinem besten Freund gleich und die Türen öffnen sich automatisch. Von diesem Eingang kommt man auf direktem Weg zu den Kabinen und muss nicht den geschäftlichen Haupttrakt durchqueren.

Die Wände sind weiß gestrichen mit einem dunkelblauen Streifen in der Mitte. Auf diesem Streifen thront in der Mitte der Wand ein Reiter auf einem Pferd. Das Logo der Cavaliers. Dunkelblau und Weiß sind unsere Vereinsfarben. Das spiegelt sich überall wider. In der Kabine empfangen uns diese Farben ebenfalls. Unsere Spinde sind dunkelblau mit weißen Ziffern, die gleichzeitig unsere Trikotnummer sind. Meine ist die Zehn. Ich habe diese Nummer schon seit der Highschool und bin froh, dass ich sie nie wechseln musste. Auf dem Boden der Kabine findet sich das Logo ebenfalls wieder.

Asher und ich gehen zu unseren Spinden und öffnen sie.

»Vergesst niemals ein Brot in eurem Spind«, begrüßt uns Defensive End Sebastian Giggs. Er wird von allen nur Bash genannt. Er hält eine Papiertüte in der Hand, die am unteren Rand verräterisch feucht angelaufen ist.

»Gott, Bash«, würge ich. »Das ist mir seit der Highschool nicht mehr passiert.«

»Nicht?«, feixt er und hebt die Tüte hoch, um damit nach mir zu werfen.

»Wag es nicht!«, rufe ich und bin froh, dass

meine Spind Tür sich in Bashs Richtung öffnet, und das vergammelte Brot eventuell abfängt. Bash ist ein gnadenloser Verteidiger, vor dem ich den größten Respekt habe, aber Werfen gehört nicht zu seinen Stärken. Er senkt zum Glück die Hand wieder und befördert sein verschimmeltes Brot in den Mülleimer.

Nach und nach trudeln alle Spieler ein und verschiedenste Gespräche fluten die Kabine.

»Guten Morgen«, begrüßt uns Coach Sanders.

»Morgen«, antworten wir im Chor und betrachten ihn.

Locker sitzt der dunkelblaue Trainingsanzug in unseren Vereinsfarben an seinem Körper. Für einen Mann Ende fünfzig ist der Kerl verdammt gut in Schuss und könnte jeden von uns plattmachen. In den 1980er Jahren gewann er fünfmal den Super Bowl mit den Cavaliers, war mehrfach MVP und ist bis heute eine absolute Identifikationsfigur für den Sport in den USA. Leider hat er keinen Sohn, der in seine Fußstapfen treten konnte oder vielleicht auch Glück für den Jungen. Ich hätte keinen Bock im Schatten meines Dads zu stehen. Aus Coach Sanders Schatten rauszutreten, ist ein Ding der Unmöglichkeit.

»Wie war die Off-Season?«, fragt er und sieht einen nach dem anderen an.

»Besser als Bashs Brot«, meint Liam und schlägt ihm auf den Rücken. Liam, Bash, Asher und ich sind in den letzten Jahren eine Clique geworden.

Coach Sanders zieht die Augenbrauen hoch und Liam winkt ab.

»Sie wollen es nicht wissen, Coach«, meint er. »Liegt jetzt zum Glück im Mülleimer.«

Coach Sanders nickt immer noch verständnislos und klatscht in die Hände.

»Ich weiß, dass ihr darauf brennt, wieder aufs Feld zu kommen«, sagt er die erlösenden Worte, die wir alle hören wollen. »Ungefähr so, wie die texanische Sonne vom Himmel auf die Erde runter brennt.«

Wir jubeln und grölen, dass es wieder losgeht, aber der Coach dämpft unsere Euphorie mit nur einer Handbewegung.

»Trotzdem muss ich euch sagen, dass heute erst mal der große Fitnesscheck ansteht«, holt er uns mit nur wenigen Worten in die Realität zurück. »Seht zu, dass ihr eure Ärsche ins Gym schafft.«

Er sieht uns zufrieden an.

»Ach ja«, setzt Coach Sanders nach. »Heute beginnt offiziell die neue Saison. Was letzte Saison war, interessiert nicht mehr. Gebt alle euer Bestes, strengt euch an und ihr werdet auf dem Feld stehen.«

Damit verlässt er die Kabine wieder und lässt uns zurück.

»Das reicht für heute!«, ruft unser Fitnesstrainer Larry die erlösenden Worte. Keuchend bleibe ich stehen und springe am Ende von dem Laufband, ehe ich meine Hände auf den

Oberschenkeln abstütze und ein paar Mal tief durchatme. Fuck, das waren die anstrengendsten Stunden meines Lebens. Nicht mal ein nächtelanger Sexmarathon schafft mich so sehr wie dieses beschissene Fitnesstraining zum Beginn jeder Saison. Immer wenn ich Gründe suche, warum ich kein Profisportler hätte werden sollen, denke ich an diese Tests. Sie prügeln auch den letzten Tropfen Lebensgefühl aus mir heraus. Am liebsten würde ich mich auf den Rücken legen und ganz langsam sterben.

Schweiß läuft mir über den Körper und ich habe das Gefühl, dass ich Muskeln betätigen musste, die ich seit Monaten nicht mehr gespürt habe. Scheiße war das schweißtreibend.

»Wasser?«, fragt Asher und klingt genauso am Ende wie ich.

»Danke«, japse ich und nehme ihm die Flasche ab. »Gott ... das war so anstrengend.«

»Frag mich mal«, meint er und fährt sich durch die blonden Haare. »Es war der Horror.«

»Jetzt habt euch nicht so«, mischt sich Larry ein und schlägt mir mit einem Handtuch auf den Rücken. »Aufstehen Becks! Du siehst aus wie ein Waschlappen und nicht wie ein MVP.«

»Dann lieber ein Waschlappen«, wähle ich und er verdreht die Augen.

Dennoch rapple ich mich auf und schütte mir ein wenig Wasser in den Nacken und verreibe das kühle Nass auf meiner erhitzten Haut.

»Wenn wir diese Tests nicht bestehen ...«, murmelt Asher und lässt das Ende des Satzes im Raum hängen. Er muss mir nicht sagen, was uns dann blüht. Coach Sanders macht keine Scherze, wenn er sagt, dass wir uns beweisen müssen in diesen Tests. Da rettet mich auch der MVP-Titel der vergangenen Saison nicht. Ich muss liefern wie jeder andere auch. Wir beide müssen das. Egal wie unser Stand im Team ist und dass wir gemeinsam mit Liam die Kapitäne der Offense sind. Ich kann mich noch gut daran erinnern, dass Bash letztes Jahr komplett verkackt hat, weil er am Wochenende zuvor auf dem Junggesellenabschied seines Bruders war. Zur Strafe saß er die ersten Spiele der Saison auf der Bank.

»Wie ich diese Tests hasse«, jammert jener und schüttelt sich. Er ist genauso verschwitzt wie wir.

Ich trockne ein letztes Mal mein Gesicht ab, ehe ich dem Team in den angrenzenden Konferenzraum folge, wo uns Mr. Johnson erwartet. Elijah Johnson ist der Eigentümer der Austin Cavaliers und ziemlich cool. Er ist nur ein paar Jahre älter als wir und war schon auf mancher After-Game-Party anwesend. Trotz allem ist er unser Boss und wir müssen spuren, wenn er etwas will. In den Konferenzräumen trommelt er uns nur zusammen, wenn es etwas Wichtiges zu verkünden gibt. Das scheint heute der Fall zu sein.

Vielleicht noch ein neuer Spieler, der unser Team verbessert. Auch wenn ich mir gerade keine Position vorstellen kann, auf der wir es nötig hätten. Das Team ist absolut kompakt und steht wahnsinnig gut da. Letzte Saison waren wir in der Divisional Round, wo wir an einem beschissenen Field Goal scheiterten. Allerdings frage ich mich, wo dieser neue Spieler ist.

Neben Mr. Johnson steht niemand. Stattdessen ist dort Mr. Neill, unser Marketingmanager.

»Wie liefen die Fitnesstests?«, fragt Mr. Johnson mit einem Grinsen auf den Lippen. Wir antworten nicht. Wieso auch? Das war eine rhetorische Frage. Er weiß längst, wie es lief und wen er streichen kann von seiner üppigen Gehaltsliste.

»Natürlich habe ich Sie nicht herbestellt, um mich über Ihren Fitnessstand zu erkundigen«, sagt er und sieht in die Runde. »Was nicht heißt, dass ich das nicht tun werde.«

Ein leises Lachen geht durch die Reihen.

»Für die kommende Saison ist es uns gelungen, die beste Fitnesstrainerin Austins, nein der USA, für unser Team zu gewinnen.«

Nun spitze ich die Ohren und höre ihm genauer zu. Unsere Fitnesstrainer sind top, vor allem Larry, und machen einen astreinen Job. Es gibt keine Gründe, sie auszuwechseln und jemand neues zu akquirieren.

»Das ist noch nicht alles«, spricht Mr. Johnson weiter. »Es ist uns außerdem gelungen, mit ihrer Firma einen Sponsorendeal auszuhandeln.«

Mit stolz geschwellter Brust steht unser Boss vor uns. Jetzt bin ich sehr gespannt, welche diese Fitnessfirma sein soll. Larry wird sich nicht freuen, dass zukünftig jemand Externes seinen Job macht. Wir Spieler finden es auch nicht gut.«»Alles Weitere wird Ihnen Mr. Neill erzählen.«

Mr. Johnson tritt zurück und Mr. Neill macht einen Schritt nach vorne.

»Vielen Dank«, sagt dieser und greift nach der Fernbedienung auf dem Tisch, um den Fernseher anzuschalten.

Der Bildschirm erhellt und darauf zu sehen ist eine pinke Blume. Irgendwo habe ich dieses Logo schon mal gesehen, aber wo? Ashers Augen sind geweitet. Mein bester Freund ist wohl schon daraufgekommen, zu welcher Firma es gehört.

»Ab dieser Saison wird es einen Sponsoringvertrag mit KaBloom Fitness geben«, verkündet unser Marketingchef und drückt noch einen weiteren Knopf. »Außerdem haben wir Karlie Bloomberg als Fitnesstrainerin gewinnen können.«

Binnen Sekunden krampft sich mein Herz zusammen. Eine Faust legt sich um den so lebenswichtigen Muskel in meinem Inneren und drückt zu. Wieder und wieder, bis es mir nahezu die Luft zum Atmen nimmt. Dass ihr Foto groß auf dem Bildschirm zu sehen ist, sie uns entgegenstrahlt und so zufrieden und erfolgreich dreinschaut, macht es nur noch schlimmer. Ein ächzendes Geräusch entfährt meinen Lippen und handelt mir fragende Blicke meiner

Kollegen ein.

Zu sehen ist nicht nur Karlie Bloomberg, die Eigentümerin von *KaBloom Fitness*, sondern vor allem die Frau, von der ich dachte, dass sie die Liebe meines Lebens ist. Dabei hat unsere Beziehung nicht mal unsere Collegezeit überdauert.

Karlie sieht verdammt gut aus auf ihrem Werbeplakat.

Natürlich habe ich sie in den letzten Jahren verfolgt und weiß zu was sie es gebracht hat. Sie ist die einflussreichste Influencerin der USA, hat Millionen von Followern auf Instagram und anderen sozialen Netzwerken. Außerdem mittlerweile auch Millionen auf dem Konto. Karlie hat sich ihren großen Traum von einer Karriere in der Fitnessbranche erfüllt.

»Das gibt es doch nicht«, bricht es voller Entsetzen aus mir heraus.

»Ganz Ihrer Meinung Mr. Beckett«, spricht mir Mr. Johnson zu. »Es ist eine große Bereicherung für die Austin Cavaliers, dass Ms. Bloomberg ab sofort eine unserer Hauptsponsorinnen ist. Mit ihr im Boot erreichen wir eine neue Zielgruppe wie … wie diese Sängerin, die jeder feiert, die seit letzter Saison einen NFL-Spieler datet. Wie heißt die Dame noch gleich?«

Fassungslos mache ich auf dem Absatz kehrt und stürme aus dem Konferenzraum in den Flur.

Wieder und wieder hole ich tief Luft, um nicht in Panik zu verfallen.

Seit sechs verdammten Jahren habe ich nichts mehr von Karlie gehört und jetzt ist sie die neue Fitnesstrainerin der Austin Cavaliers? Das ist ein verdammt schlechter Einstand in die neue Saison.

FLASHBACK

Texas State University, zehn Jahre zuvor

Seit ich meine Familie in New York im Frühjahr verlassen habe, um mein Studium in Texas zu beginnen, habe ich auf diesen Tag gewartet. Meinen ersten Unterrichtstag als Student. Auch wenn ich es niemals zugeben würde, habe ich mir meine Zukunft am College wie ein kleiner Junge vorgestellt. Wie ich neue Freunde finde, in eine coole Clique komme, Football spiele und natürlich super erfolgreiche Kurse absolviere.

Dabei bin ich so viel mehr als nur ein Student. Als Quarterback der Footballmannschaft bin ich der Indikator des kommenden sportlichen Erfolgs der Texas State University. Mit einem Sportstipendium in der Tasche, das mich in vier Jahren in die National Football League bringen soll, will ich alles erreichen. Große Erfolge feiern und der beste Quarterback aller Zeiten werden. Das ist vielleicht ein bisschen hochgegriffen, aber man wird noch träumen dürfen, oder?

Die ersten Trainingseinheiten und das Sommercamp liefen bereits sehr gut und ich konn-

te mich einige Mal beweisen. Meine Mitspieler aus den höheren Semestern klopften mir einige Male auf die Schulter und lobten meine Leistungen. Außerdem habe ich Asher Moore kennengelernt. Einen echt coolen Typen aus Austin. Er ist ein texanischer Hitzkopf, doch sowohl auf dem Feld als auch privat ergänzen wir uns nahezu perfekt. Ich bin mir sicher, dass wir noch gute Freunde werden. Doch auch mit meinen übrigen Teammitgliedern verstehe ich mich sehr gut. Außer vielleicht mit unserem amtierenden Starting -Quarterback Dean Rodgers. Ihm sind meine Leistungen bereits jetzt ein Dorn im Auge. Natürlich sind sie das, denn ich kratze gewaltig an seinem Thron.

Am Seminarraum angekommen, trete ich durch die geöffnete Tür und schaue mich um. Die Tische, die Platz für zwei Studenten bilden, sind frontal zur Tafel ausgerichtet. Ich bezweifle zwar, dass der Dozent diese noch benutzen wird und vielmehr mit dem Beamer arbeitet, der unter der Decke hängt, aber rausräumen will die alten Stücke auch niemand.

Ich schlendere durch die Reihen, wobei mir die Blicke meiner Kommilitonen nicht verborgen bleiben. Das Tückische daran Teil des Footballteams zu sein, ist, dass einen wirklich jeder kennt.

In der dritten Reihe fällt mir eine Blondine auf, die ich bisher noch nie auf dem Campus gesehen habe. Ihre langen Haare fallen über ihre Schultern und sie ist verdammt hübsch. Vor *sich hat sie bereits einen Block abgelegt sowie einen Kugelschreiber und mehrere Textmarker. Grinsend straffe ich die Schultern und gehe zu ihr herüber.*

»Hi.« Lässig lasse ich mich auf den freien Stuhl neben ihrem fallen und sehe sie an. »Ist hier noch frei?«

Überrascht sieht sie mich an und nickt. Von nahem ist sie sogar noch hübscher. Sie hat volle Lippen und eine süße Stupsnase. Ihre Wangen sind leicht gerötet, als sie mir zunickt und den Blickkontakt sogleich wieder abbricht.

Ihr Blick ist starr auf die Tafel gerichtet, während ich sie verstohlen von der Seite mustere. Das hellblaue Blumenkleid passt perfekt zu ihrem leicht gebräunten Teint.

»Hast du vielleicht einen Stift für mich?«, frage ich.

Selbstverständlich habe ich alles in meinem Rucksack, aber mir will kein besseres Gesprächsthema einfallen. Immer noch sehr wortkarg schiebt sie mir einen Kugelschreiber mit einem leisen »Bitte.« rüber.

Okay, das wird wohl noch ein längerer Weg bis die Süße mit mir reden will, aber ich wäre nicht ein Meister des Flirtens, wenn ich das nicht schaffen würde.

»Und auch ein Blatt?«, hake ich nach.

Sie sieht ein weiteres Mal zu mir und ihre grünen Augen treffen auf meine ebenfalls grünen. Da sehe ich doch gleich eine Gemeinsamkeit, wenn es auch nur unsere Augenfarbe ist.

Keine Ahnung, was in diesem Moment passiert. Es ist als würde mich der Blitz treffen. Ein warmes Gefühl durchfährt meinen Körper und mein Herzschlag beschleunigt sich. Sowas habe ich noch nie erlebt und ich glaube, dass es mit ihr zu tun hat.

»Ich bin übrigens Becks«, stelle ich mich vor. »Und wer bist du?«

»Ich bin Karlie«, sagt sie mit einem Lächeln auf den Lippen. »Hier das Blatt.«

Ziel dieses Semesters ist nun klar definiert: Ich muss sie kennenlernen.

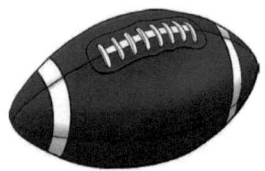

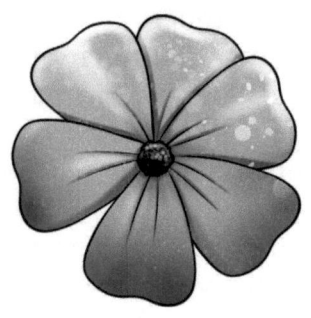

2. Kapitel

Karlie

KaBloom Fitness

Der Blick auf den Colorado River und das gegenüberliegende Luxushotel Marriott zeigen mir jeden Tag aufs Neue, dass ich es geschafft habe. Meine Marke *KaBloom Fitness* gehört zu den einflussreichsten Fitnessunternehmen der USA. Neben Trainingseinheiten live auf Social Media, auf Streaming Plattformen oder altertümlich auf Blu-Ray, vertreibe ich auch Drinks und Klamotten unter meinem Namen. Es gibt fast alles, was das Sportherz begehrt von *KaBloom Fitness*.

Unglaublich, dass das alles einmal daraus entstanden ist, dass ich als Studentin Fitnessvideos gemacht habe, um mich selbst zu motivieren und diese auf Social Media eingestellt habe. Ich kann mich noch gut daran erinnern, dass ich von vielen meiner Kommilitonen dafür belächelt wurde. Sie glaubten nicht an mich und hielten es für ein lächerliches Hobby. Ein paar dieser Leute arbeiten heute für mich in den verschiedensten Bereichen. Persönlich mag ich sie immer noch nicht besonders, aber ich kann Privates und Geschäftliches sehr gut voneinander trennen. Wenn sie nun mal die besten Leute in ihrem Bereich sind, dann will ich auch, dass sie für *KaBloom Fitness* arbeiten.

Ich lebe meinen Traum, kann mir und meiner Familie alles ermöglichen, was ich nur möchte. Mit neunundzwanzig Jahren könnte ich mich zur Ruhe setzen und müsste nie wieder arbeiten. Das will ich nicht, denn dafür bin ich viel zu ehrgeizig. Jedes Jahr will ich neue fantastische Deals abschließen und innovativer arbeiten. Mein Unternehmen soll noch größer und erfolgreicher werden.

In den letzten Monaten habe ich meinen bisher größten Coup ausgehandelt. Mir ist es gelungen, einen Sponsorendeal mit den Austin Cavaliers, dem hiesigen NFL-Team abzuschließen. Ab dieser Saison und für die kommenden drei Jahre wird *KaBloom Fitness* ihre Trainingsklamotten sponsern, sie werden unsere Drinks beim Training trinken und mein Team wird ihre Fitnessabteilung leiten. Meine Brust schwillt immer noch vor Stolz an und ein breites Lächeln legt sich auf meine Lippen, weil ich nicht glauben mag, dass ich es tatsächlich geschafft habe.

KaBloooom Fitness sponsort ein NFL-Team.

Selbstverständlich gestehe ich mir ein, dass ich es nicht in die Top Fünf ihrer Sponsoren geschafft habe. Sowohl der Trikotsponsor als auch der Dienstwagensponsor und Namensgeber des Stadions sind weitaus größere Fische als ich. Davon will ich mir nicht die Laune verderben lassen. Fakt ist, dass ich bei den Austin Cavaliers das Training sponsore. Das ist alles, was zählt und ab einem gewissen Punkt hat Sponsoring in dieser Liga nichts mehr mit Sport oder Fitness zu tun, sondern schlichtweg mit Macht und Geld. Aber ich wäre nicht ich, wenn ich *KaBloom Fitness* nicht weiterhin an die Spitze bringen würde. Im letzten Jahr habe ich mehrere kleine Fitnessfirmen in Austin aufgekauft und eine Zweigstelle in meiner Heimatstadt Seattle eröffnet, die mein Bruder Bold leitet.

Es klopft an meine Bürotür und ich drehe mich herum.

»Ja, bitte«, sage ich.

»Guten Morgen, Ms. Bloomberg«, begrüßt mich meine Assistentin Jenny. »Diese Unterlagen müssen Sie unbedingt noch unterschreiben, bevor Sie zu Ihrem Termin fahren.«

»Legen Sie sie auf meinen Schreibtisch«, weise ich sie an und setze mich dann dahinter.

Jenny legt alles ab und verlässt wortlos mein Büro. Ich greife nach dem Stapel Papiere und setze unter eins nach dem anderen meine Unterschrift. Es ist mir wichtig, über große Teile meiner Firma auch weiterhin die Schirmherrschaft zu haben und diese Aufgaben nicht abzugeben. Bold sagt, dass ich mich mit dieser Einstellung eines Tages zu Tode schufte. Ich hingegen bin der Meinung, dass ich so sicher sein kann, dass es zu meiner vollen Zufriedenheit geschieht und zum anderen, dass ich keinen meiner Angestellten zu einem unangenehmen Gespräch bitten muss. Mir ist bewusst, dass *KaBloom Fitness* langsam, aber sicher eine Größe annimmt, bei der ich mir wirklich überlegen muss, einen leitenden Geschäftsführer einzusetzen. Ähnlich wie es mein Bruder in Seattle tut. Noch sträube ich mich dagegen. Mal sehen wie lange noch, denn der Sponsoringvertrag mit den Austin Cavaliers öffnet ganz neue Türen und bringt weitere lukrative Geschäftspartner mit sich. Etwas, auf das ich auf keinen Fall verzichten will, weil ich die wirtschaftliche Leitung nicht in fremde Hände geben kann. So ist es auch mit dem Fitnessprogramm, das Elijah Johnson für sein Team bei mir gebucht hat. Ich leite es in den ersten Wochen selbst, obwohl ich ein super Team habe. Jeden einzelnen Fitnesstrainer, der bei mir arbeitet, könnte ich bedenkenlos zu den Cavaliers schicken. Doch ich bin eine Perfektionistin und mein Perfektionismus sagt, dass ich diesen Job selbst machen muss. Nachdem ich alle Papiere durchgesehen und unterschrieben habe, bringe ich sie zurück zu Jenny, dass sie sie abheften und weitergeben kann.

Wieder in meinem Büro greife ich nach meiner Handtasche und lege mein Tablet, Handy und Schlüssel hinein. In weniger als zwei Stunden startet mein erster Kurs bei den Cavaliers und bisher habe ich diese Tatsache wirklich sehr gut von mir geschoben. Nicht wegen der Aufgabe oder des Teams. Auch nicht, weil ich mich dem vielleicht nicht gewachsen fühle, sondern schlichtweg, weil ich absolut keine Ahnung habe, wie ich ihrem Quarterback David Beckett gegenübertreten soll.

Seit sechs Jahren haben wir uns nicht mehr gesehen. Was ein echtes Wunder ist, wenn man bedenkt, dass wir beide in derselben Stadt leben, uns in denselben gesellschaftlichen Kreisen bewegen und meine beste Freundin die Tochter seines Head Coaches ist. Dennoch bin ich ihm immer aus dem Weg gegangen, aber das ist ab sofort nicht mehr möglich.

David und ich lernten uns im ersten Semester an der Texas State University kennen. Wir waren in demselben Tutorenkurs für Wirtschaft. Er setzte sich neben mich und fragte mich, ob ich ihm einen Stift und Zettel leihen könne. Er hätte nicht gewusst, dass man zur Einführungsveranstaltung mehr als körperliche Anwesenheit braucht. Später beichtete er mir, dass er alles dabei hatte an diesem Tag, aber einen Vorwand brauchte, um mich anzusprechen. In den kommenden Wochen bat er mich immer wieder um Stifte oder Blätter. Irgendwann brachte er mir einen Brownie mit und später Kaffee. Bis er mich schließlich um ein Date bat.

Ich seufze bei dem Gedanken an unsere erste Verabredung, die so perfekt war. Er holte mich mit seinem klapprigen Ford ab. Die Karre hatte definitiv bessere Tage gesehen, aber David war es egal. Er lud mich in ein süßes Diner ein und brachte mich danach wieder nach Hause. Ich war vom ersten Moment hin und weg von ihm. Man könnte sogar meinen, dass ich ihn wahrlich angehimmelt hatte. Es dauerte noch ein paar Verabredungen und Wochen bis wir ein Paar wurden.

David war bis dahin mein erster und einziger Freund. Er bestärkte mich auch immer darin, mit meinen Fitnessvideos weiterzumachen. Wir unterstützten uns gegenseitig. Manchmal machte er auch in meinen Videos mit, die natürlich irrsinnig viele Klicks bekamen. Die sie natürlich bekamen, denn David trat meist oberkörperfrei in ihnen auf.

Dann verschwand der Mistkerl auf nimmer Wiedersehen für seinen Traum in der NFL zu spielen.

Ende der Love-Story.

»Verdammt sollst du sein, David Beckett«, schimpfe ich vor mich hin und verlasse mein Büro.

*

Die Facility der Austin Cavaliers ist riesig. Das hochmoderne Gebäude am Stadtrand von Austin stellt alles, was ich mir aufgebaut habe, in den Schatten. Ich wette, dass Elijah Johnsons Schreibtisch auch doppelt so groß ist wie meiner. Er ist auch Milliardär und ich nur Millionärin. Natürlich ist bei ihm alles größer und besser. Nachdem ich meinen Wagen auf dem ausgewiesenen Gästeparkplatz abgestellt habe, steige ich mit meiner Handtasche aus und mache mich auf den Weg zum Haupteingang. Die große Doppeltür wird rechts und links von Security flankiert. Außerdem ist sie aus Milchglas und in der Mitte ist das Logo der Austin Cavaliers, ein Reiter auf einem Pferd, aufgedruckt.

»Guten Tag«, begrüßt mich einer der Männer und öffnet mir die Tür. »Willkommen bei den Austin Cavaliers, Miss.«

»Danke«, sage ich und trete in das imposante Gebäude ein.

Gegenüber der Tür befinden sich zwei gläserne Aufzüge, die von einer Treppe in der Mitte getrennt werden. Die Stufen der Treppe sind aus dunkelblauem Marmor. Der weiße Marmor des Fußbodens wird von einem dunkelblauen Streifen durchzogen, der genauso breit ist wie die Treppe. Sodass diese nahtlos ineinander übergehen. Rechts von mir ist ein Empfangstresen und links eine Sitzecke für wartende Gäste.

»Ms. Bloomberg.« Elijah Johnson kommt mit ausgebreiteten Armen die Treppe herunter.

»Mr. Johnson«, sage ich und gehe auf ihn zu. Die Absätze meiner Pumps hallen auf dem teuren Bodenmaterial wider.

Elijah Johnson ist ein attraktiver Mann, der

in einem maßgeschneiderten Anzug sogar noch besser aussieht.

»Nennen Sie mich, Elijah«, bietet er mir an, während er mich standesgemäß mit zwei Luftküssen auf die Wangen begrüßt.

»Dann nennen Sie mich bitte Karlie«, gehe ich auf seinen Vorschlag ein.

Normalerweise halte ich nichts davon, einen Kunden zu duzen und schlage dies meist aus. Bei Elijah habe ich allerdings kein schlechtes Gefühl. Wir sind uns sehr ähnlich in unserer Art unsere Unternehmen zu führen. Noch dazu werde ich in den kommenden Jahren sehr eng mit ihm zusammenarbeiten. Daher ist das Du für mich in Ordnung und wird mir hoffentlich noch ein paar Türen öffnen. Man beißt nicht die beste Hand, die einen füttert. Für mich ist es die wichtigste Kooperation, die ich bis dato jemals hatte. Für ihn eine von vielen. Ich weiß, dass ich für ihn schnell austauschbar bin. Auch die Summe der Vertragsstrafe, die ich habe einsetzen lassen, sind für ihn Peanuts. Dennoch darf ich das auf keinen Fall gegen die Wand fahren.

»Komm mit«, sagt er und deutet auf den rechten Aufzug. »Gehen wir zunächst in mein Büro. Das Team ist noch auf dem Feld.«

Elijah führt mich in den Aufzug und wir fahren in die zweite Etage. Bereits bei meinem ersten Besuch vor zwei Monaten war ich überrascht, dass das Gebäude nur zwei Etagen hat.

Sein Büro hat sich seither nicht verändert und wir stellen uns vor die große Fensterfront, vor der sich zusätzlich ein Balkon befindet, um das Team auf dem Feld zu beobachten. Meine Augen können gar nicht anders, als den Spieler mit der Nummer zehn zu suchen. Unglaublich, dass David immer noch die gleiche Trikotnummer hat wie am College. Wie zu erwarten, trägt er einen Helm, sodass ich sein Gesicht nicht sehen kann. Das ist vielleicht auch besser so. Immerhin präsentiert die Presse es mir mehrmals in der Woche. Es ist schwierig von einem Mann loszukommen, der in der Öffentlichkeit steht.

»Alle Spieler haben den Fitnesstest Anfang der Woche bestanden«, erzählt Elijah mir stolz. »Möchtest du etwas trinken?«

»Nein, danke«, lehne ich ab und sehe wieder aufs Feld. David übt mit seinem Center Maddox Forth den Snap. Natürlich sieht es tadellos aus, was auch sonst. Während der Collegezeit hasste er seinen Center. David und Brick, so hieß der Kerl damals, kamen nie zurecht. Privat. Auf dem Feld waren sie ein eingespieltes Team. Wie oft lag er mir in den Ohren, dass er keinen Bock mehr auf ihn habe und ihn endlich aus dem Team kicken will. Mehr als einmal musste ich ihn mit heißen Küssen und Sex ablenken. Nicht, dass mich das störte. Der Sex mit David war unglaublich gut und wenn er sauer war, vielleicht noch einen Tick besser.

»Karlie?«, fragt Elijah und schnipst mit den Fingern vor meinem Gesicht herum. »Wo bist du nur mit deinen Gedanken?«

Bei schmutzigem Sex mit deinem Quarterback ist wohl nicht die richtige Antwort.

»Ruby«, ist das Erstbeste, was mir einfällt.

»Ruby?«, fragt er.

»Ruby Sanders«, erwidere ich hastig. »Coach Sanders Tochter.«

»Woher kennst du Ruby?«, fragt er interessiert nach und lächelt mich an.

»Sie ist meine beste Freundin«, kläre ich ihn auf.

»Ach ja«, meint er. »Darum hat der Coach so von dir geschwärmt.«

»Hat er?«, kiekse ich.

Dabei habe ich es Emmanuel verboten, vor Elijah und den Cavaliers über mich zu sprechen. Noch mehr mich zu loben. Ich wusste, dass er sich nicht daran gehalten hat. Hoffentlich habe ich diesen krassen Auftrag nicht seinetwegen bekommen.

»Ja«, antwortet Elijah. »Keine Sorge. Zu dem Zeitpunkt hatte ich dir schon die Zusage gegeben. Wir kamen ins Gespräch über *KaBloom Fitness* und er hat mir erzählt, dass du eine super Trainerin bist. Dass du mit seiner Tochter befreundet bist, hat er jedoch ausgelassen. Versteh den Mann mal einer.«

So wie Elijah mich nun anschaut, bin ich mir fast sicher, dass er mit seinem letzten Satz nicht mehr die Freundschaft zwischen Ruby und mir meint.

Das Team räumt auf dem Feld zusammen und die Spieler ziehen ihre Helme ab. So auch David, nachdem er einen letzten Pass erfolgreich angebracht hat. Unbewusst halte ich die Luft an, als er seinen Helm lässig in der linken Hand hält und mit der rechten durch seine Haare fährt. Ich schaffe es nicht, meinen Blick von ihm abzuwenden und beiße mir unbewusst auf die Lippe, als er seinen Kopf schüttelt und seine Haare fliegen. Das ist nicht gut, das ist gar nicht gut.

»Wolltest du mir nicht die Fitnessräume zeigen?«, frage ich an Elijah gewandt und schieße los.

»Sicher doch«, meint er und geht an mir vorbei, um noch vor mir seine Bürotür zu erreichen. »Nach dir, Karlie.«

*

Das Licht in der Umkleide der Fitnessräume der Facility ist besser, als ich dachte. Es schmeichelt meinem Körper, obwohl ich dieses Licht nicht brauche. Mir ist völlig klar, wie gut mein Körper aussieht. Dafür arbeite ich jeden Tag hart an mir. Die engen Leggings schmiegen sich perfekt an meine Beine und der passende Sport-BH dazu presst meine Brüste in eine ansehnliche Position. Ich habe nicht die größten Brüste, aber David fand sie immer ausreichend. Er nannte sie sexy und vor allem meine rosafarbenen Brustwarzen haben ihn magisch angezogen. Gott, wieso denke ich schon wieder an David Beckett? Das darf doch wohl nicht wahr sein. Ich will nicht an ihn denken.

»Karlie?« Coach Sanders steckt den Kopf durch die Tür. »Bist du bereit für meine Jungs?«

Ich kichere und drehe mich zum Vater meiner besten Freundin herum.

»So bereit, wie ich nur sein könnte, Coach.«

»Nenn mich nicht Coach«, brummt er.

»Wie denn?«, frage ich. »Mr. Sanders?«

»Dann lieber Coach«, meint er. »Ruby nennt mich auch Coach. Aber das ist wohl das Einzige, das sie noch mit meinem fünfjährigen Goldstück gemein hat.«

»Ein Goldstück ist sie immer noch«, entgegne ich grinsend, während ich ihm durch einen langen Flur zum Fitnessraum der Cavaliers folge. Mit jedem Schritt beschleunigt sich mein Herzschlag und ich kann es kaum noch erwarten David wiederzusehen. Nach sechs fucking Jahren werde ich ihm zum ersten Mal gegenüberstehen. Dabei gleicht es einem Wunder, dass wir uns in den letzten Jahren nie über den Weg gelaufen sind. »Aber fünf ist Ruby nicht mehr«, vollende ich meinen Satz an den Coach gerichtet, ehe wir vor einer großen schwarzen Tür stehen.

»Bist du bereit?«, fragt er und geht nicht weiter auf Ruby ein. Er kann es nur sehr schwer akzeptieren, dass seine Tochter eine Frau ist. Eine verdammt sexy Frau noch dazu. Ich glaube als Eltern, vor allem als Vater, wird man sich sowas nie eingestehen. Mein Dad ist auch kein Fan von meinen Videos in aufreizenden Sportoutfits.

»So bereit wie ich nur sein kann«, wiederhole ich meine Antwort.

»Becks wird auch da sein«, meint er und zögert die Tür zu öffnen.

»Ich weiß.« Sanft lege ich meine Hand auf seine Schulter und drücke zu. »Er ist mein Ex-Freund, ja. Das hier ist mein Job, genauso wie seiner. Ich bin mir sicher, dass sowohl David als auch ich das schaffen.«

»Wenn es irgendwelche Probleme gibt, sag mir bitte Bescheid.«

»Das mache ich«, versichere ich ihm noch mal und er öffnet die Tür. »Aber die wird es nicht geben. Wir sind beide professionell.«

Er nickt mir schweigend zu, als wir durch die Tür treten.

Zahllose Männerstimmen reden wild durcheinander, doch als Coach Sanders in die Hände klatscht, verstummen sie augenblicklich und sehen uns an. Wir laufen an einem Pulk durchtrainierter Herren in Muskelshirts vorbei. Ich lasse meinen Blick eher vage über ihre Gesichter fliegen. Davids bester Freund und immer noch liebster Passempfänger Asher Moore schenkt mir ein freundschaftliches Lächeln. Ich erwidere es zaghaft, doch es stirbt, als ich in das nachfolgende Gesicht schaue.

In seinen grünen Augen wütet ein Sandsturm, wie ihn die größten Wüsten nicht erlebt haben.

Dieser Sturm sagt eines deutlich: Du bist unerwünscht, Karlie!

Und die Augen gehören zu niemand gerin-
gerem als meinem Ex-Freund David Beckett!

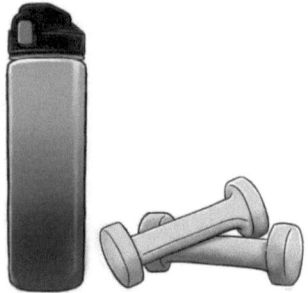

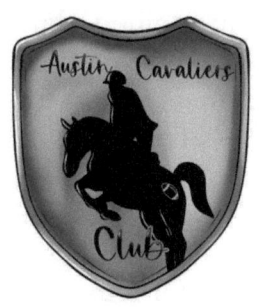

3. Kapitel

Becks

Fuck!

Das ist das Erste, was mir in den Sinn kommt, als ich Karlie sehe. Das erste Mal seit sechs Jahren stehe ich meiner Ex-Freundin gegenüber.

Sie sieht rattenscharf aus in den engen Leggings, die ihren knackigen Hintern in Form drücken und dem engen Sport- BH. Ihre Brüste werden wie zwei reife Äpfel zusammengepresst, und lugen ein wenig zu vorwitzig am oberen Rand des Stoffs heraus. Natürlich hat sie sich verändert in den letzten Jahren. Aber zum Positiven. Das Mädchenhafte, das sie am College noch besaß, ist vollkommen verschwunden und zu fraulichen Rundungen gewachsen. Vor allem ihr Hintern ist die reinste Pracht und ich frage mich, wie er sich in meinen Händen anfühlt, sollte ich ihn einmal schön fest durchkneten. Karlie mochte es damals schon, wenn ich ihren Hintern knetete. Vielleicht steht sie immer noch darauf.

Statt über den Sex mit ihr zu philosophieren, sollte ich lieber darüber nachdenken, wie ich zukünftig vorgehe. Dass wir zusammenarbeiten, ist für mich ausgeschlossen.

Es darf nicht wahr sein, dass sie uns ausgerechnet Karlie Bloomberg als Fitnesstrainerin vor die Nase setzen. So zufrieden, wie Mr. Johnson grinst und Coach Sanders voranschreitet, ist es allerdings beschlossene Sache.

Mein Blick gleitet über meine Kollegen und mehr als die Hälfte von ihnen, vor allem unsere feurigen Rookies, starren Karlie an. Wenn ich könnte, würde ich jedem einzelnen von ihnen eine deftige Abreibung androhen, wenn sie nicht aufhören, sie derart wollüstig anzusehen.

Dabei ist mir klar, dass ich überhaupt keine Ansprüche stellen darf und mir Karlie absolut egal sein sollte. Sie ist meine Ex-Freundin, die sich von mir trennen wollte, wäre ich ihr damals nicht zuvorgekommen.

»Guten Morgen, meine Herren«, richtet Elijah Johnson das Wort an uns. »Ich freue mich sehr, Ihnen mitzuteilen, dass Karlie Bloomberg ab heute das Fitnesstraining der Austin Cavaliers leiten wird. Natürlich mit Unterstützung aus ihrem Team.«

Alles andere wäre auch Quatsch und dafür

sind wir auch zu viele Spieler. Karlie wird die Stammspieler trainieren. Offense und Defense gleichermaßen und als Starting-Quarterback werde ich schon mal gar nicht um ihre Dienste herumkommen. Für den Bruchteil einer Sekunde denke ich darüber nach, mich beim nächsten Testspiel so richtig fies tackeln zu lassen, um eine Verletzung zu kassieren. Aber das ist nicht nur albern, sondern auch gefährlich. Niemals sollte man als Profisportler eine Verletzung riskieren.

Zwar hatte ich mich schon damit abgefunden, dass Karlie zukünftig für die Austin Cavaliers arbeitet, aber sie jetzt live und in Farbe vor mir zu sehen, ist etwas anderes. Scheiße, das stehe ich auf keinen Fall durch. Die Frau ist heiß wie die Hölle. Das kann nur schiefgehen.

So wie früher, wenn sie mal wieder eines ihrer Videos machte, sind ihre Haare zu einem Pferdeschwanz hochgebunden, der die samtweiche Haut ihres Halses freilegt. Nur zu gut erinnere ich mich daran, wenn ich sie nach einer ihrer Sessions dort geküsst habe und danach gevögelt. Am liebsten unter der Dusche, wo sie sich zuvor noch so verdammt sexy aus ihren verschwitzten Klamotten schälte.

Karlies Blick gleitet über die Spieler, mustert jeden von uns ausgiebig, was mich verdammt stört. Natürlich frage ich mich, ob einer meiner Kollegen ihr zusagt und besonders ins Auge fällt. Ihr Blick verweilt einige Sekunde länger auf mir als auf den anderen. Doch ihre

Miene verrät nichts. Kein Lächeln, kein Zucken ihrer Mundwinkel – nichts! Kann sie denn nicht wenigstens irgendeine Reaktion zeigen, dass ich weiß, woran ich bei ihr bin? Aber will ich das wissen? Vermutlich nicht.

Ein unsanfter Hieb in die Seite lässt mich aus meinen Gedanken aufschrecken. Asher sieht mich mit hochgezogenen Augenbrauen an. Fuck. Was habe ich verpasst?

»Der Coach will, dass du für das Team sprichst«, raunt er mir zu.

»Ja … klar«, räuspere ich mich und schaue zu Coach Sanders, dessen Blick alles sagt. Er weiß genau, dass ich nicht zugehört habe. Als Rubys Dad kennt er unsere Vergangenheit, was mir zusätzlich absolut nicht schmeckt. Denn er wird dabei klar auf Karlies Seite sein. Aussetzer wie diesen darf ich mir nicht erlauben.

»Entschuldigung«, sage ich und trete vor. »Es freut uns sehr, Sie bei den Austin Cavaliers zu begrüßen, Ms. Bloomberg.«

Ja, ich sieze Karlie und ja, ich nenne sie beim Nachnamen. Das letzte, was ich will, ist, eine emotionale Verbindung zu Karlie aufzubauen. Es ist doch so: Sie arbeitet nun für die Cavaliers und ich auch. Damit sind wir so was wie Kollegen und sollten uns so auch begegnen. Respektvoll, aber distanziert.

»Das Team und ich freuen uns auf die künftige Zusammenarbeit«, setze ich nach.

Karlies Brust hebt und senkt sich angespannt. Sie hat die Lippen zu einer festen Linie zusammengepresst und wer sie nicht kennt, ahnt nicht, wie angepisst sie ist.

»Stimmt's Jungs?«, hole ich meine Mitspieler ins Boot und hoffe inständig, dass ich nun damit aufhören darf, mit ihr zu reden.

»Stimmt«, sagt Liam und klopft mir auf die Schulter. »Herzlich willkommen bei den Austin Cavaliers.«

»Danke«, sagt Karlie. »Sie dürfen mich gern Karlie nennen. Sonst fühle ich mich so alt.«

Ein Lachen schallt durch den Raum.

»Und das bist du nicht«, schaltet sich Mr. Johnson ein und ich glaube mich verhört zu haben, dass er Karlie soeben geduzt hat. »Wie Sie an Karlies Outfit erkennen können, wird es heute eine kleine Fitness-Session geben, bei der sie sich selbst noch einmal ein Bild von Ihrem Fitnessstand machen will. Legen Sie sich ins Zeug meine Herren, sodass mir keine Klagen kommen.«

Nickend verabschiedet der Big Boss sich von uns und verlässt mit seinen Assistenten den Raum. Karlie, Coach Sanders und seine Mitarbeiter bleiben zurück.

»Ihr habt Mr. Johnson gehört«, reißt der Coach das Wort an sich. »Aber ich sage es euch lieber noch mal etwas deutlicher: Ihr werdet jeden beschissenen Muskel eurer überbezahlten Adonis Körper anstrengen oder ich brumme euch ein Straftraining auf, das sich gewaschen hat.«

Damit verlässt er nach einer kurzen Verabschiedung von Karlie den Raum.

»Immerhin hat er erkannt, dass wir Adonis Körper haben«, scherzt Asher neben mir.

»Mr. Moore«, klinkt sich Karlie in unser Gespräch ein und er zieht die Augenbrauen hoch. »Asher«, korrigiert sie. »Da du so überzeugt von deinem Körper und seinen Fähigkeiten bist, wirst du deinen Kollegen die Übungen mit mir gemeinsam vormachen.«

Wir grölen, als Asher murrend auf Karlie zugeht.

»O Karlie Baby«, meint er. »Du wirst meinen Körper lieben in diesen Positionen.«

Ein Knurren entfährt meiner Kehle, das mir fragende Blicke von Liam und Bash einbringt, doch ich ignoriere sie. Asher weiß genau, dass ich nicht über Karlie hinweg bin. Darum soll er auch bitte aufhören mit ihr zu flirten.

»Fangen wir an«, seufzt Karlie. »Wir beginnen mit ein paar leichten Dehnübungen, die jeder von euch ausführen kann.«

Gesagt getan, gehen wir in Position.

»Bitte stellt eure Beine weit auseinander«, ordnet sie an und macht es vor. Karlies Beine gleiten auseinander, sodass sie beinahe im Spagat steht. Dann dirigiert sie Asher weiter in die richtige Position, der sich sichtlich schwertut. Kann der Penner bitte mal mehr mitmachen? Auch wenn er ein Mann ist, wird er es wohl auf die Reihe bekommen die Beine zu spreizen.

»Etwas weiter, David«, sagt Karlie plötzlich an mich gewandt.

»So?«, frage ich und spreize die Beine weiter. »Gefällt es dir so?«

Scheiße, wieso sage ich das denn und halte nicht meine Klappe und führe die Übungen aus. Karlie presst die Lippen zusammen.

»Und dann stützt ihr euch mit den Händen«, ignoriert sie meine spitze Bemerkung und macht weiter, »unterhalb eurer Knie ab.«

Karlie macht auch dies vor und ich bin verdammt froh, dass sie uns dabei nicht ihren Hintern ins Gesicht streckt. Denn der muss aus dieser Position göttlich aussehen. Was ebenso göttlich aussieht, sind ihre Brüste, die zusammengedrückt werden und noch weiter aus ihrem schicken Sport-BH lugen. Ich starre auf den Schlitz zwischen diesen beiden Prachtexemplaren und gerate ins Straucheln.

»Vergesst dabei nicht gleichmäßig zu atmen und die Spannung im Körper zu halten«, redet sie weiter und ich frage mich welche Spannung. Die Haltung ist absolut unnatürlich für einen Mann, der über einhundert Kilo wiegt.

»David«, mahnt sie mich, »Position halten.«

Kann sie mir mal sagen, wie das funktionieren soll, wenn sie mir nach sechs Jahren Funkstille ihre Titten ins Gesicht drückt.

Die ersten meiner Kollegen wimmern und ächzen. Sowas nennt sich Profisportler. Kein Wunder, dass sie alle paar Wochen beim Teamarzt sitzen und darüber klagen, dass ihre Muskeln verspannt sind. Sie bekommen nicht mal die einfachsten Übungen auf die Reihe. Ich scheinbar auch nicht, so oft wie Karlie mich nun schon angesprochen hat.

»So ist gut«, sagt Karlie bei der alles superleicht aussieht. Hätte ich den Körper einer Gazelle und nicht den eines Büffels, würde es bei mir auch so aussehen.

»Die Beine, David!«, meckert sie erneut.

Will sie mich eigentlich verarschen? Wie breit soll ich die Dinger denn noch machen?

»Ist nicht mein Ding«, antworte ich gereizt.

»Die Beine breit machen, meine ich.«

Den Lacher des Teams habe ich auf meiner Seite und Karlie sieht erbost weg und sagt die nächste nervige Dehnübung an.

Sie quält uns noch eine halbe Stunde, obwohl ich zugeben muss, dass ich mich danach gut fühle. Fit und bereit für das Training. Scheiße, das darf doch wohl nicht wahr sein. Mir sollte eine ganze Liste an Beschwerden über sie im Kopf herumgeistern und Gründe, dass sie nicht bleiben kann. Diese würde ich dann meinen Kollegen unter die Nase reiben und das gesamte Team würde gegen sie protestieren, sodass Mr. Johnson sie wieder rauswerfen muss.

Doch ich befürchte, dass Karlie eine Menge Kohle bekommt und Mr. Johnson die Sache nicht abbläst, weil sein Quarterback ein persönliches Problem mit Karlie hat. Meine Kollegen finden Karlies Arbeit toll.

»Das war wirklich gut«, lobt Liam sie. »Danke.«

»Gern«, antwortet Karlie und wirft ihm ein

charmantes Lächeln zu.

»Du hast die Beine auch echt weit auseinanderbekommen«, witzelt Asher über seinen Zwillingsbruder.

»Tja«, meint Liam und zupft an seinem Trikot. »Die Ladies lieben meine Beweglichkeit.«

Und ich glaube, ich muss kotzen, wenn ich so einen dummen Spruch noch mal höre. Auch bei Karlie stößt er auf wenig Erfolg, denn sie verdreht die Augen.

Liam verabschiedet sich von Karlie und verlässt den Raum, sodass nur noch Karlie, Asher, ich sowie zwei Rookies, die aufräumen müssen, zurückbleiben.

»Danke, dass du den Vorturner gemacht hast«, wendet sie sich lächelnd an Asher. »Das hat mir ziemlich viel Nervosität genommen.«

»Das habe ich doch gern gemacht«, antwortet Asher völlig neutral. »Aber bitte nimm das nächste Mal jemand anderes. Becks zum Beispiel.«

Er klopft mir auf die Schulter und ich frage mich, wieso er das tut. Das letzte, was ich will, ist, den Clown für meine Ex-Freundin vor meinen Kollegen spielen.

»Sorry«, erwidere ich. »Wie du mitbekommen hast, bekomme ich die Beine nicht breit genug.«

Karlie schnappt nach Luft und funkelt mich wütend an.

»Hast du mir oder vielmehr meiner Arbeit irgendwas zu sagen?«, faucht sie.

Asher hüstelt neben mir und winkt.

»Äh ja«, meint mein bester Freund. »Wie dem auch sei … Ciao.«

Damit verlässt dieser Vollidiot den Raum und ich bleibe mit Karlie allein zurück.

Wir starren uns einen Moment an, bis sie seufzt.

»Soll das jetzt so weitergehen?«, fragt sie und wendet sich anschließend ab. »Dass wir uns dissen und wie kleine Kinder benehmen.«

»Ich habe dich nicht gebeten, meine Leistung zu kommentieren«, murre ich.

»Als deine Trainerin ist es meine Aufgabe, David«, antwortet sie.

»Becks«, korrigiere ich sie. »Mein Name ist Becks.«

David nennt mich höchstens meine Mom, wenn sie verdammt sauer auf mich ist. Doch für alle anderen bin ich Becks.

Karlie war es schon immer zuwider mich Becks zu nennen. Zu Beginn unserer Beziehung habe ich ihr gesagt, dass sie mich weiterhin Becks nennen soll. Gott, ich habe mich ihr sogar als Becks vorgestellt damals. David gefiel ihr fortan besser und damals gefiel es mir auch. Es war schön, dass meine Freundin mich David nannte und sich damit von der Masse abhob. Jetzt ist Karlie allerdings nicht mehr meine Freundin und somit gibt es keinen Grund, mich David zu nennen.

»Ist mir neu«, erwidert sie.

»Gewöhn dich dran«, sage ich und suche

ihren Blick. »Hier nennt mich jeder Becks.«

»Gut«, meint sie und lächelt mich an. »Aber ich bin nicht jeder und ich fand diesen Namen für dich schon immer albern. Mach's gut, David.«

Ich balle die Hände zu Fäusten und stoße ein knurrendes Geräusch aus, als dieses Biest mit wiegenden Hüften an mir vorbeispaziert und raus aus dem Fitnessraum geht.

»Sag mal …« Forster, einer der Rookies, tritt neben mich. »Wer ist denn dieser David, von dem sie die ganze Zeit spricht?«

Kommentarlos lasse ich ihn stehen und folge Karlie.

Ich schlage die Tür zur Kabine hinter mir zu und stampfe auf meinen Spind zu.

»Hey Becks!«, ruft Travis Fulton, einer unserer Cornerbacks. »Was hast du denn noch mit der heißen Trainerin getrieben?«

»Bestimmt hat sie ihm noch mal gezeigt, wie er die Beine am besten breitmacht!«, ruft Lucas Monroe, mein Back-up Quarterback.

Ich verdrehe die Augen und öffne meinen Spind. Keinen Bock einem von ihnen zu antworten. Mit Travis konnte ich es noch nie besonders gut und Lucas ist ein Grünschnabel, der glaubt mit diesen Sprüchen bei der Mannschaft zu punkten. Dass er sich damit nur sein eigenes Grab schaufelt, kapiert er nicht. Noch dazu, wenn man auf dem Platz nicht das Gegenteil beweist, weil er der verdammte Back-up

Quarterback ist.

»Das könnte sie mir auch gern zeigen«, säuselt Travis und fasst sich ungeniert in den Schritt. So fest, dass ich deutlich sehe, wie er seine Eier in der Hand hält. In mir brodelt es, aber ich will keinen Stress wegen Karlie anfangen. Nicht am ersten Tag. Das kommt gar nicht gut. Umso weniger wissen, dass sie meine Ex-Freundin ist, desto besser.

»Oder es vormachen«, mischt sich Lucas wieder ein. »Ich wette, sie kann einen Spagat … in der Luft, wenn ihr versteht, was ich meine.«

Wut schäumt in mir hoch und ich fahre herum. Dabei packe ich meinen Back-up, donnere ihn gegen den nächstgelegenen Spind und drücke meine Hand fest gegen seine Kehle. Lucas röchelt, was ihm nur recht geschieht.

»Redest du oder irgendwer anders …«, knurre ich und werfe einen Blick über meine Schulter zu meinen Kollegen, die mich entsetzt ansehen. »… noch einmal so über Karlie, kann derjenige was erleben. Kapiert? Sie ist unsere neue Trainerin und ihr behandelt sie gefälligst mit etwas mehr Respekt.«

»Geht klar, Captain«, sagt Liam und Asher greift nach meinem Arm, mit dem ich Lucas immer noch an den Spind drücke. Langsam lasse ich von ihm ab, und er hustet heftig.

Ohne Asher weiter zu beachten, schnappe ich mir meine Sachen und laufe in die Dusche, um mir all den Frust vom Körper zu waschen. Nach sechs Jahren tritt Karlie wieder in mein

Leben, in meinen Job und macht nur Ärger. Das darf doch wohl nicht wahr sein. Auf keinen Fall ertrage ich sie die nächsten Jahre. Vorher wechsle ich den Verein.

Schnell stelle ich fest, dass auch die ausgiebige Dusche meine Laune nicht bessert. Also binde ich mir ein Handtuch um die Hüften und schlurfe zurück in die Kabine. Die meisten meiner Teamkameraden sind schon weg. Die, die noch da sind, sind aber in den letzten Zügen. Alle vermeiden sie es mich anzusehen oder mit mir zu sprechen.

Doch dann erblicke ich Asher.

»Das war ziemlich heftig eben«, sagt er, während ich mir das Handtuch vom Körper ziehe und in den dafür vorgesehen Behälter in der Mitte des Raums werfe. Dass ich nackt vor meinem besten Freund stehe, ist mir egal.

»Hm«, erwidere ich und ziehe mich an.

»Hör zu, Mann«, meint er. »Ich sage jetzt nicht, dass ich weiß, wie es dir geht, weil ich es nicht tue.«

»Dann sag gar nichts«, entgegne ich genervt.

»Doch ich sage etwas«, redet er weiter. »Du kannst unsere Kollegen nicht so angehen. Das geht nicht, Becks. Die sind vielleicht nicht immer die Hellsten, aber dass du mehr für Karlie empfindest, checkt irgendwann auch der Letzte.«

»Ich empfinde nichts für Karlie«, zische ich und schmeiße die Spindtür hinter mir zu.

Asher zieht unbeeindruckt die Augenbrauen hoch. »Glaub doch, was du willst.«

Genervt lasse ich meinen besten Freund stehen und verlasse die Kabine.

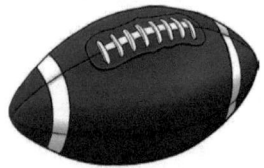

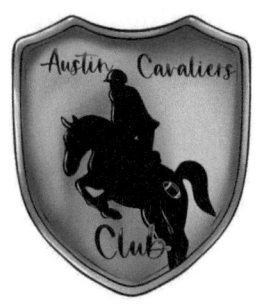

4. Kapitel

Becks

Eine Woche später

Es gefällt mir nicht, aber nach einer Woche muss ich wohl oder übel zugeben, dass Karlie bleibt, und zwar nicht nur bis morgen oder übermorgen, sondern bis ihr beschissener Vertrag ausläuft. Drei Jahre muss ich das noch durchstehen. Das sollte ich schaffen, oder? Ich habe schon viel schlimmere Dinge überstanden als das. Drei Jahre sind eine absehbare Zeit. Vielleicht spiele ich bis dahin gar nicht mehr in Austin. Na gut, das ist Blödsinn. Natürlich spiele ich in drei Jahren noch in Austin. Eine andere Möglichkeit wäre, dass Mr. Johnson den Vertrag auflöst oder Karlie von allein geht, weil ihre Firma den Deal nicht mehr nötig hat. Auch das halte ich für ausgeschlossen.

Zwischenmenschlich funktioniert es nicht

zwischen uns. Doch ihre Trainingsmethoden können sich durchaus sehen lassen. Dem Team gefällt ihre Art zu arbeiten, sie haben Spaß daran und gehen gern zum Fitnesstraining. Das sah letzte Saison noch ganz anders aus. Wobei ich mir nicht immer sicher bin, ob sie alle wirklich wegen des Trainings hingehen oder weil sie Karlies Arsch in den engen Leggings bewundern möchten. Der sieht nämlich auch heute mal wieder vorzüglich aus. Das satte Schwarz hebt ihre Rundungen hervor. Passend dazu trägt sie einen knallorangenen BH mit ihren Initialen drauf. KB. Karlie Bloomberg.

»Das war eine gute Einheit heute«, beendet sie das Training klatschend und wir stimmen mit ein. »Das erste Spiel kann kommen und solltet ihr verlieren, an eurem Fitnessstand liegt es nicht.«

»Wie auch bei so einer heißen Trainerin«, plärrt Travis und ich verdrehe die Augen. Nicht innerlich und auch nicht im Verborgenen, sondern ganz offensiv und sichtbar für alle. Dieser blöde Penner soll aufhören sich an Karlie ranzuschmeißen. Es ist doch total offensichtlich, dass sie absolut kein Interesse an ihm zeigt.

»Danke für das Kompliment, Travis«, sagt Karlie und schenkt ihm ein Lächeln. »Es ändert dennoch nichts daran, dass ich nicht mit dir auf ein Date gehe.«

Der Korb hat gesessen, denn er wird tatsächlich knallrot im Gesicht, aber versucht es mit einem weiteren dummen Spruch zu überspielen. Dass er sie wirklich um ein Date gebeten hat, kann ich nicht glauben. Er passt doch gar nicht zu Karlie. Sie ist viel zu nett und vor allem klug für diesen Obermacho. Nicht, dass ich weniger Macho sein kann, wenn ich es will. Aber Travis ist nichts für Karlie. Sie braucht jemand an ihrer Seite, der sie unterstützt und ihr ihren Freiraum gibt, ihre Träume zu verwirklichen und ihr Unternehmen zu führen. Travis will nur ein hübsches Anhängsel, das pariert, wenn er es braucht und gut zu ficken ist. Zu mehr ist der Kerl nicht im Stande.

»Bevor ihr geht, habe ich noch eine gute Nachricht für euch«, redet sie weiter. »Mir ist es gelungen, eine Freundin von mir, Valerie, für eine Einheit mit euch zu gewinnen.«

»Ist sie auch so heiß wie du?«, ruft Lucas von hinten und ich drehe mich herum.

»Halt dein Maul, Monroe«, fahre ich ihn an. »Du hast das Wort, Karlie.«

»Danke«, sagt sie. »Valerie ist Yogalehrerin und ich habe mir gedacht, dass das ein guter Ausgleich für einige von euch ist, um ihre Emotionen und Hormone mal in den Griff zu bekommen.«

Diesmal lacht keiner. Diesmal starren wir Karlie einfach nur entsetzt an. Das kann sie unmöglich ernst meinen, dass wir Yoga machen sollen. Wir sind Profisportler, harte Männer und keine weichgespülten Öko-Fanatiker, die ihre innere Mitte suchen müssen.

»Das ist ein Scherz«, platzt es aus Asher heraus und der Großteil des Teams nickt unisono.

»Das ist kein Scherz.« Das Lächeln auf Karlies Lippen zeigt überdeutlich, wie sehr sie es genießt, uns das mitzuteilen.

»Wir sind Männer, keine Memmen!«, ruft Maddox, unser Center.

Karlie stemmt die Hände in die Hüften und richtet sich auf. Es ist lächerlich, da sie immer noch wie ein Zwerg wirkt. Dennoch verfehlt es seine Wirkung nicht.

»Es ist sehr nett von Valerie, euch einen Kurs zu geben und vielleicht gefällt es euch sogar«, sagt sie. »Das Training ist beendet. Coach Sanders und Mr. Johnson sind in diesem Punkt auch meiner Meinung. Falls ihr vorhattet, euch bei ihnen zu beschweren.«

Die Jungs schnappen sich nach und nach ihre Trinkflaschen und Handtücher und verlassen tuschelnd den Raum. Keiner von uns hat Bock auf eine Yogasession mit ihrer Freundin. Noch dazu würde mich interessieren, wer diese Valerie ist. Aus der Uni wird sie sie nicht kennen, denn mir sagt der Name absolut nichts.

»David«, hält Karlie mich auf. »Was macht dein Arm?«

Ich reagiere zunächst nicht, weil ich es nicht leiden kann, David genannt zu werden. Das habe ich ihr jetzt auch schon oft genug gesagt.

»Becks«, murrt sie. »Was macht dein Arm?«

»Oh, hey.« Grinsend drehe ich mich zu ihr herum, was dafür sorgt, dass ihre Augen sich zu kleinen Schlitzen verziehen. Auch wenn ich es nur ungern zugebe, aber das macht sie wirklich noch heißer. »Ganz gut.«

»Bist du sicher?« Karlie tritt näher an mich heran. Ihr Parfum steigt mir in die Nase und ich erwische mich dabei, wie ich einen tieferen Atemzug nehme als nötig. »Darf ich?«

Langsam nicke ich und sie streckt die Hand aus und streicht mit ihren Fingern über meinen Bizeps. Die Stelle, die sie berührt, kribbelt verdächtig, sodass ich ihr meinen Arm am liebsten abrupt entziehen würde. Doch das kann ich nicht. Karlie lässt ihre Finger über meine erhitzte Haut gleiten und sieht mich eindringlich an. Ihre grünen Iriden brennen sich in meinen Blick.

»Da ist nichts«, sage ich barsch und ziehe mich zurück. »Was soll das?«

»Ruby meinte, dass du dich beim Training überdehnt hast«, klärt sie mich auf.

»Ruby«, ätze ich. »Was sagt Ruby denn noch so über mich?«

Coach Sanders Tochter ist seit letzter Saison eine unserer Physiotherapeutinnen, was eigentlich nie ein Problem war. Bis Karlie bei den Cavaliers auftauchte und ich das Gefühl nicht loswerde, dass Ruby ihren Vater impft.

»Nichts«, antwortet sie. »Zumindest nichts, was etwas mit unserem Job zu tun hat. Ich bin eure Fitnesstrainerin und sie ist Teil des Physioteams. Natürlich reden wir über die Spieler.«

Mir ist bewusst, dass Karlie absichtlich ›die Spieler‹ statt ›dich‹ sagt. Die beiden sind beste Freundinnen solange wir uns kennen. Bereits zu unseren Studienzeiten gab es nichts in unserer Beziehung, was Ruby nicht auch wusste. Ich kann mich auch nicht davon freisprechen, mit Asher gesprochen zu haben, aber bei Frauen ist das noch mal eine Nummer härter.

»Meinem Arm geht es gut und wie du weißt, ist Ruby nicht für mich zuständig«, kläre ich sie angepisst auf. Karlie zuckt zurück und bringt den nötigen Abstand zwischen uns. Wieso kann sie es nicht einfach dabei belassen, mir während ihrer Trainingszeiten auf die Nerven zu gehen und sonst lässt sie mich in Ruhe. Es ist nicht nötig, dass sie sich um mich sorgt. Das hat sie die letzten sechs Jahre auch nicht getan.

»Ja, aber …«

»Kein aber«, unterbreche ich sie. »Halt dich aus meinem Leben raus, Karlie.«

»David ich …«

»Und nenn mich verdammt noch mal nicht David!«, rufe ich.

Ihre Brust hebt und senkt sich angestrengt und sie leckt sich nervös über die Lippen. Das Ganze eskaliert doch gerade schon wieder.

»Becks!«, donnert auf einmal die Stimme von Coach Sanders durch den Raum und ich fahre herum. Die Hände in die Hüften gestemmt, schaut er mich grimmig an. »In mein Büro – sofort!«

»Klar, Coach«, murmle ich und werfe Karlie noch einen vernichtenden Blick zu. »Vielen Dank auch.«

Dann folge ich dem Coach wie ein kleiner Junge, der die Katze der Nachbarn in die Wassertonne geworfen hat. Nicht, dass ich sowas jemals getan hätte.

»Bis morgen!«, ruft Karlie mir freundlich nach.

Das ist doch alles Teil ihrer bescheuerten Masche beim Coach einen gut zu haben. Noch dazu mit Ruby im Rücken habe ich jetzt schon verloren. Wenn das so weitergeht, finde ich mich bald auf der Bank wieder und Lucas spielt für mich. Das werde ich nicht zulassen. Sollte es jemals so weit kommen, werde ich persönlich bei Elijah Johnson vorsprechen und Karlie die Hölle auf Erden bereiten und Ruby gleich mit.

Coach Sanders schließt seine Bürotür hinter mir und geht zu seinem Schreibtisch. Lässig setzt er sich mit einer Arschbacke darauf und sieht mich grimmig an.

»Wie läuft es mit Karlie?«, fragt er.

»Gut«, antworte ich.

»Und weiter?«, bohrt er.

»Nichts weiter«, erwidere ich. »Es läuft gut. Die Jungs mögen sie und ihr Training kommt gut bei uns an.«

»Schön«, meint er. »Und wie läuft es zwischen euch?«

Was soll das denn jetzt bitte für eine blöde Frage sein? Das geht über seine Funktion als Trainer definitiv hinaus. Ich bin nicht sein Sohn und Karlie nicht seine Tochter, die er vor dem bösen Footballspieler beschützen muss.

Wir arbeiten miteinander und gehen uns ansonsten aus dem Weg. Meiner Meinung nach ist das weitaus mehr, als ich tun müsste. Ich bin nicht umsonst der Quarterback, der absolute Starspieler der Mannschaft. Wenn ich wollen würde, würde Karlie keinen Fuß mehr bei den Cavaliers auf den Boden kriegen.

»Mit Verlaub, Coach, aber das geht Sie wirklich nichts an.«

»Das sehe ich anders«, erwidert er locker. »Ich bin dein Coach, Becks. Sie ist deine Trainerin und wenn es zwischen euch nicht läuft, kann das Folgen für dein Spiel haben.«

»Das wird es nicht«, knurre ich. »Kann ich gehen?«

»Reiß dich zusammen«, mahnt er mich nochmals an. »Haben wir uns verstanden?«

»Sicher«, nuschle ich.

»Gut«, antwortet er. »Karlie ist eine professionelle Trainerin und wenn ihr eure privaten Differenzen beiseiteschiebt, bin ich mir sicher, dass ihr das Maximum an Leistung aus dir rausholen werdet. Okay?«

»Ja«, antworte ich brav. Auch wenn bei mir gerade nichts okay ist. Es geht mir tierisch auf die Eier, dass Coach Sanders so unverhohlen auf Karlies Seite steht.

»Da wir das geklärt haben. Wie geht es deinem Arm?«, fragt er. »Die Überdehnung beim Training gestern war übel.«

»Ich weiß«, antworte ich. »Danny bekommt das wieder hin.«

»In Ordnung.« Er nickt. »In den nächsten Tagen solltest du den Arm ein wenig schonen.«

»Mache ich«, antworte ich. »Kann ich jetzt gehen?«

»Sicher«, antwortet er und lächelt mich an.

Ich mache auf dem Absatz kehrt und stürme aus seinem Büro. Die Tür schließe ich sicherheitshalber leise hinter mir, obwohl ich sie am liebsten krachend ins Schloss fallen lassen würde. Denn ich bin immer noch extrem geladen. Auch wenn der Coach es nicht zugibt, aber das war definitiv eine Standpauke und dann auch noch wegen Karlie. Mein Leben war definitiv besser, bevor sie bei den Cavaliers aufgetaucht ist.

»Hey Becks«, begrüßt mich Ruby auf halber Strecke zur Kabine. »Wie geht's deinem Arm?«

So wie Karlie hat sie ihre roten Haare zu einem Pferdeschwanz zusammengebunden. Das Polo-Shirt, das sie trägt, schmeichelt ihrer Figur absolut nicht. Sowieso verstehe ich nicht, wieso die Physiotherapeuten diese schrecklichen Klamotten tragen müssen.

»Wie es meinem …« Ich bleibe ruckartig stehen und funkle sie wütend an. »Ist das alles, was du zu sagen hast?«

Wut schäumt erneut in mir hoch.

»Was soll ich denn sagen?«, will sie wissen.

»Vielleicht wieso du mir deinen Dad auf den Hals hetzt wegen Karlie?«, helfe ich ihr netterweise auf die Sprünge.

Im ersten Moment sieht Ruby überrascht

aus, doch dann ziehen sich ihre Augenbrauen zusammen und sie presst die Lippen wütend aufeinander.

»Das ist es also«, meint sie. »Du gibst mir die Schuld dafür, dass Karlie den Job als neue Fitnesstrainerin bekommen hat.«

»Du weißt genau, dass der Deal mit Mr. Johnson weit über das Training hinausgeht. Wir müssen sogar ihre beschissene Marke bewerben.«

Wütend zeige ich auf die pinke Blume in der Mitte meines Trainings-Tops, die dort so dermaßen fehl am Platz wirkt, wie sie nur wirken kann.

»Karlie hat sich diese beschissene Marke, wie du sie so schön nennst, hart erarbeitet«, antwortet Ruby wütend. »Sie hat es verdient, hier zu sein. Das weißt du auch, wenn du dein angekratztes Ego mal beiseiteschiebst.«

»Das sehe ich anders«, zische ich. »Meiner Meinung nach ist sie nur dank Vitamin B oder vielmehr Vitamin Ruby hier. Was hast du deinem Dad erzählt, dass er Johnson bequatscht hat, sie einzustellen?«

»Du hast sie doch nicht mehr alle.« Ruby zeigt mir einen Vogel und schüttelt vehement den Kopf. »Der Deal zwischen *KaBloom Fitness* und den Austin Cavaliers übersteigt meinen Einfluss um Welten. Ja, der Coach ist mein Dad, aber am Ende entscheidet das Mr. Johnson und seine Meinung darüber, welchen Einfluss ein Sponsoring hat. Nicht ich, nicht mein Vater und am wenigsten Karlie. Komm mal runter, Becks!«

Mein Oberkörper hebt und senkt sich angestrengt, während wir einander anstarren.

»Halt dich einfach aus der Sache raus«, gebe ich ihr noch mit auf den Weg, ehe ich an ihr vorbeigehe in Richtung Kabine.

»Du bist und bleibst ein Vollidiot, David Beckett!«, ruft sie mir nach.

Das ›Fick dich‹, das mir auf den Lippen liegt, spare ich mir und betrete die Kabine.

Die Jungs schauen mich fragend an, doch ich gehe schweigend zu meinem Spind und suche darin nach meinem Handtuch.

»Was ist denn los mit dir?«, fragt Asher, als ich den Weg in Richtung Duschen antrete.

»Frag doch Karlie oder Ruby oder Coach Sanders«, knurre ich. »Seitdem sie hier ist, geht alles schief und ich bin der Böse, der die arme Karlie verlassen hat, um Footballprofi zu werden.«

»Du weißt, dass es so nicht war«, appelliert mein bester Freund an mich und folgt mir in die Dusche.

Asher nimmt die Kabine neben meiner. Die einen Meter fünfzig hohe gemauerte Kachelwand trennt die Kabinen voneinander, sodass wir ein wenig Privatsphäre haben. Warum auch immer wir diese brauchen, denn jeder in diesem Team weiß, wie der nackte Körper des anderen aussieht. Wenn nicht seitdem wir Profis sind, dann seit dem College oder gar der Highschool. Unsere Körper sind unser Kapital, aber sie sind auch das Erste, was jeder um uns herum zu Gesicht bekommt. Asher hat meinen Schwanz bald öfters gesehen als Karlie und sie war jahrelang meine Freundin. Und schon wieder denke ich an sie.

»Scheiße, Mann!«, frustriert schlage ich mit der Hand gegen die Fliesenwand. Der Schmerz schießt in meinen sowieso verletzten Arm und lässt mich erneut aufschreien. »Wieso kann sie sich nicht einfach verpissen und ihren Erfolg in einem anderen Club feiern?«

Das Wasser perlt über Ashers Gesicht und er wischt sich mit der Hand einmal darüber, nachdem er den Duschstrahl abgestellt hat.

»Karlie ist eine gute Trainerin und wir haben alle etwas von der Zusammenarbeit«, nimmt er sie auch noch in Schutz. »Was ist dein Problem, Becks? Sie ist nett zu dir, sei auch nett zu ihr.«

»Ich bin nett.«

»So nett, dass du Ruby auf dem Gang angehst und der Coach dich in sein Büro bestellt?«, fragt er.

»Lass mich in Ruhe«, fauche ich und stelle mich wieder unter den Wasserstrahl. Asher sagt noch etwas zu mir, aber das ignoriere ich wissentlich. Der hat leicht reden. Seine Ex-Freundin läuft ihm nicht jeden Tag über den Weg und sorgt dafür, dass er keinen Bock mehr hat, seinen Traum zu leben. Noch dazu, wenn einem der Coach im Nacken sitzt und man das erste Mal in sechs Jahren zu einem mehr oder weniger disziplinarischen Gespräch antreten musste.

Ich freue mich jede Woche aufs Neue, den Tutorenkurs für Wirtschaft zu besuchen, weil ich eineinhalb Stunden neben Karlie sitzen darf. Es ist verrückt, da ich dieses Bedürfnis seit der Highschool nicht mehr hatte bei einem Mädchen. Eigentlich wollte ich mich am College nicht binden, und die Zeit hier in vollen Zügen genießen, aber Karlie ist einfach anders.

Als ich den Seminarraum einige Minuten vor Beginn betrete, sieht sie mich grinsend an.

»Du bist mal wieder fast zu spät«, meint sie und ich setze mich neben sie.

»Aber eben nur fast«, erwidere ich und zwinkere ihr zu. »Das Training dauerte länger.«

»Ich glaube eher, dass du dich verquatscht hast.«

»Möglich.« Diesmal zucke ich lediglich mit den Schultern, was Karlie breit grinsen lässt.

»Guten Morgen«, sagt unser Tutor und betritt den Raum. Loris ist ein Student im höheren Semester und immer ein wenig zu steif gekleidet. Obwohl er eigentlich ein cooler Typ ist und es wirklich draufhat, was Wirtschaft angeht. Das wird auch der Grund sein, wieso er diesen Kurs leitet. »Heute wird es einen unangekündigten Test geben, sodass ich euren Wissensstand einmal abfragen kann.«

Es läuft mir sogleich heiß und kalt den Rücken runter. Das Einzige, was ich in den letzten Wochen in diesem Kurs gemacht habe, war mit Karlie zu flirten. Wie in aller Welt soll ich einen Test schreiben und diesen auch noch bestehen. Das ist doch vollkommen irre. Panisch sehe ich zu meiner Sitznachbarin rüber, die ihre Stifte auspackt und zurechtlegt.

Die Zettel für den Test werden von Reihe zu Reihe weitergereicht und wir nehmen uns ebenfalls einen.

»Karlie«, spreche ich sie leise an. »Ich habe keine Ahnung von dem Stoff. Hilf mir!«

»Wieso?«, flüstert sie und zieht die Augenbrauen zusammen. »Du bist doch jede Stunde gekommen.«

Es liegt mir auf der Zunge zu sagen, dass ich ihretwegen komme, aber ich tue es nicht. Wir haben uns einmal auf einen Kaffee nach dem Unterricht getroffen und das war es bisher. Ich glaube auch nicht, dass Karlie der Typ ist, dem so eine Aussage schmeichelt. Vielmehr wird es sie wohl verschrecken.

»Bitte schreibt euren Namen, Studentennummer und Datum in der oberen Reihe«, weist Loris uns an. »Bei Verständnisfragen hebt die Hand. Allerdings keine inhaltlichen Fragen. Viel Glück.«

Karlie beginnt sogleich zu schreiben und ich zögere noch einen Moment bis ich auch anfange. Frage für Frage schreibe ich hin, was ich glaube, was die Antwort sein könnte. Leider hat

Karlie ihren Arm derart platziert, dass ich nicht abschreiben kann.

»Es gibt A und B Gruppen, Becks«, hallt Loris Stimme durch den Raum und Karlie sieht zu mir herüber. Ertappt starre ich auf mein Blatt. »Du kannst es dir sparen, bei Karlie abzuschreiben.«

Tatsächlich werde ich für den Bruchteil einer Sekunde rot und sehe beschämt auf mein Blatt. Ich habe mir den Ruf des Perfektionisten, dem alles in den Schoß fällt, hart erarbeitet. Nun beim Abschreiben erwischt zu werden, ist alles andere als cool.

»Die Zeit ist um.« Erschrocken sehe ich auf und dabei zu, wie meine Kommilitonen um mich herum allesamt aufstehen und ihre Tests zu Loris bringen. Zwar habe ich den Großteil der Fragen beantwortet, aber nicht alle.

»Soll ich deinen Zettel mitnehmen?«, fragt Karlie und steht auf.

»Ja gern«, entgegne ich und reiche ihr das Blatt. Dann erhebe ich mich ebenfalls und suche ihren Blick. »Danke.«

»Gern.« Sie lächelt mich an und sieht auf meinen Test. »Du heißt David mit Vornamen?«

Verdutzt sieht sie mich an.

Ich stelle mich allen Leuten mit Becks vor. Das ist mein Spitzname seit der Grundschule und seit der Highschool steht er auch auf meinen Trikots. Natürlich hat sich das auch an der Uni nicht geändert. Auf offiziellen Dokumenten oder Tests muss ich aber natürlich David notieren und nicht Becks.

»Äh ja ...« Verlegen kratze ich mich im Nacken. Wie findet Karlie meinen richtigen Namen? Bestimmt total öde, oder? Becks klingt doch viel cooler als David.

Als Kind hofft man immer, dass die Eltern einem einen richtig coolen Vornamen geben, und meine nennen mich David. Mom begründet es damit, dass ich ein Geschenk für sie war und der Name David aus der Bibel stammt und >der von Gott Geliebte< bedeutet.

Zum Glück habe ich einen super Nachnamen, aus dem in der Schule mein Spitzname >Becks< entstand. Jener Spitzname ist mittlerweile mein Rufname, wenn nicht Markenzeichen geworden. Eines Tages mache ich es wie Miley Cyrus und lasse mir meinen Spitznamen in den Personalausweis eintragen. Obwohl ich zugeben muss, dass Becks Beckett wie die Nebenfigur einer drittklassigen Soap klingt, für die einem nichts Besseres einfiel.

Ich verziehe den Mund. Lieber nicht Miley Cyrus' Beispiel folgen.

Becks – David.

David – Becks.

Definitiv Becks, aber nicht auf dem Personalausweis.

»Warum hast du mir nicht gesagt, dass du David heißt?«, fragt Karlie.

»Warum hast du ...« Ich linse auf ihren Test. *»Mir nicht gesagt, dass du Karolina heißt?«*

Karlie beißt sich auf die Lippe, was verdammt süß aussieht und in mir den Wunsch weckt, sie zu küssen. Mal wieder denke ich darüber nach, sie zu küssen, obwohl es so weit noch nie zwischen uns kam.

»Du hast nicht gefragt«, redet sie sich raus.

»Du auch nicht«, antworte ich.

»Na gut«, sagt sie. »Ich mag deinen Namen.«

»Welchen?«

»Na David, du Blödmann«, erwidert sie lachend. »David. Einfach David. Ja, das gefällt mir.«

Grinsend sieht sie mich noch mal an und schultert ihre Tasche, um unsere Tests abzugeben.

Scheiße, ich muss gestehen, dass es mir gefällt, von ihr David genannt zu werden. Aber nur von ihr, dass das klar ist.

Mutig, dass sie das erste Mal, seit wir uns kennengelernt haben, mit mir flirtet, rufe ich ihr nach: »Hey einfach Karlie!« Sie dreht sich auf der Türschwelle herum. »Lust auf Lunch?«

Grinsend nickt sie.

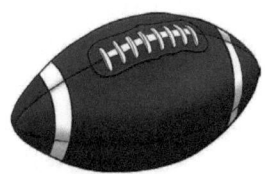

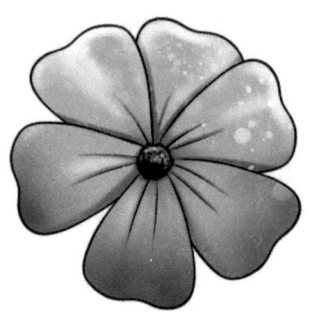

5. Kapitel

Karlie

Die letzten Tage bei den Austin Cavaliers waren schön und wahnsinnig anstrengend zugleich. Mir gefällt die Arbeit mit den Spielern und Teil des Großen Ganzen zu sein. Außerdem merke ich, dass meine Arbeit ihnen guttut, und ihre Fitness hat sich ebenfalls verbessert. Dazu kommt noch der Aufschwung für meine eigene Marke seitdem die Zusammenarbeit offiziell gestartet ist. Auf meinen Social-Media-Kanälen habe ich eine Million neue Follower dazu gewonnen, das ist ein unglaublicher Wert. Außerdem lag unser Online-Shop mehrfach brach, weil ganz Amerika tragen und trinken will, was die Spieler der Austin Cavaliers konsumieren. Mir könnte es zurzeit nicht besser gehen. Wäre da nicht mein dauerhaft schlechtgelaunter Ex-Freund, der probiert mich aus dem Team zu drängen. David versucht an allem, was ich tue, etwas Schlechtes zu finden. Er meckert über meine Einheiten und meinen Umgang mit den Spielern. Meine pure Anwesenheit ist ihm ein Dorn im Auge. Am allerliebsten korrigiert er mich, wenn ich ihn bei seinem verdammten Vornamen nenne. Ich habe mich doch nicht bei den Cavaliers reingezeckt, um ihm das Leben schwer zu machen. Mir wäre es auch lieber, wenn wir keinerlei Berührungspunkte hätten, so wie es die letzten sechs Jahre war, aber dem ist nicht so.

Ich arbeite für die Austin Cavaliers und er auch.

»Sorry, dass ich zu spät bin!« Meine beste Freundin Ruby hetzt auf unseren Tisch in einem kleinen Restaurant in der Innenstadt von Austin zu.

»Hey«, begrüße ich sie mit einer herzlichen Umarmung und gebe ihr einen Kuss auf die Wange. Ruby studierte Medizin, bis sie merkte, dass das einfach nichts für sie ist und schwenkte auf Physiotherapie um. Mittlerweile arbeitet sie als Therapeutin bei den Cavaliers. Es war für sie nicht leicht, dort Fuß zu fassen und ich weiß, dass sie es manchmal hasst die Tochter von Emmanuel Sanders zu sein. Ihr Dad ist eine NFL-Legende. »Das macht doch nichts.«

Ruby setzt sich zu mir und legt ihre Tasche auf dem freien Stuhl ab.

»Wie war dein Tag bisher?«, will sie wissen.

»Gut«, antworte ich. »Im Büro bleibt einiges liegen, wenn ich bei den Cavaliers bin.«

»Kann Jennifer das nicht übernehmen?«, will sie wissen.

»Nein«, antworte ich. »Sie ist meine Assistentin, nicht mein CEO.«

»Du solltest jemand einstellen«, rät Ruby mir. »Deine Firma wird immer größer, Karlie.«

»Ich weiß doch«, erwidere ich seufzend. »Bold hängt mir damit auch in den Ohren.«

»Tut er das?«, will sie schmunzelnd wissen.

»Hm«, mache ich. »Hattest du heute Morgen Einheiten?«

»Ja«, antwortet sie lächelnd.

»Und bei wem?«, bohre ich weiter.

»Ach, du weiß doch wie es ist«, weicht sie mir aus. »Die Spieler kommen und gehen ...«

Natürlich tun sie das. Vor allem ein Spieler: Running Back Liam Moore.

»Also bei Liam?«, rate ich.

Ihre Wangen färben sich rot und sie beißt sich ertappt auf die Unterlippe.

»Auch«, murmelt sie.

»Und wie war es?«, frage ich. »Habt ihr euch unterhalten?«

»Wir haben über sein Knie gesprochen, ja.«

Liam hatte vorletzte Saison einen Kreuzbandriss, an dem er immer noch zehrt. Natürlich längst nicht mehr so sehr, wie damals und er kann auch diese Saison wieder ohne Schiene spielen, aber dennoch müssen die Physiotherapeuten das im Auge behalten.

»Über sein Knie?«, frage ich. »Ist das dein Ernst?«

»Worüber soll ich denn sonst mit ihm reden«, fährt sie mich an.

»Was er gern in seiner Freizeit macht«, schlage ich vor. »Unternehmungen zu zweit in Austin, eure Lieblingsläden. Ich bin mir sicher, dass ihr andere Gesprächsthemen findet als sein Knie.«

»Und ich bin mir sicher, dass wir das nicht tun.«

»Ruby«, stöhne ich. »So wird das aber nichts mit euch.«

»Können wir bitte das Thema wechseln?«, fragt sie wie immer und ich lenke ein. Es hat doch keinen Sinn ihr Tipps zu geben, wie sie sich am besten bei Liam bemerkbar macht. Ruby ist noch nicht so weit und Liam checkt nicht, was für eine tolle Frau sie ist. Für ihn ist sie nur seine Physiotherapeutin, die Tochter vom Coach und wenn es ganz hoch kommt eine Freundin. Leider.

»Sicher«, antworte ich. »Worüber willst du reden?«

»Wie läuft es mit Becks?«, fragt sie und ich ziehe die Augenbrauen hoch. So wenig, wie sie über Liam reden möchte, möchte ich über David reden.

»Geht so«, erwidere ich.

»Also immer noch nicht besser«, schlussfolgert sie und lehnt sich zurück. »Er hat mich gestern abgefangen und mir eine Szene gemacht.«

Mein Kopf ruckt hoch und ich sehe sie mit großen Augen an. Was zur Hölle … tickt der Kerl nicht mehr ganz richtig? Natürlich tickt er nicht mehr ganz richtig. Er weiß nicht mal, dass sein richtiger Vorname David ist.

»Wieso?«

»Wieso wohl«, murrt Ruby. »Er glaubt, dass ich meinen Dad gegen ihn aufhetze, um dich besser dastehen zu lassen.«

»Das glaube ich nicht«, bricht es aus mir heraus.

Fassungslos schaue ich Ruby an und kann nicht glauben, was er sich alles rausnimmt. Dass er mich nicht leiden kann, fein. Das kann ich vielleicht noch verstehen. Er ist sauer auf mich so wie ich sauer auf ihn bin. Wir sind nicht unbedingt im Guten auseinandergegangen. Obwohl er mich sitzengelassen hat. Daher verstehe ich nicht, was sein Problem ist. David wollte in die NFL und da passte eine feste Freundin nicht ins Bild des aufstrebenden Rookie Quarterbacks. Dass er nun aber meine beste Freundin in die Sache reinzieht und ihr unterstellt, dass sie seinen Headcoach aufhetzt, ist echt die Höhe.

»Lass ihn doch«, tut Ruby es ab. »Ich hätte es dir gar nicht erzählen dürfen, Karlie.«

»Doch natürlich hättest du«, sage ich. »Dieser Arsch …«

»Karlie!«

»Nein Ruby«, entgegne ich gereizt. Die Laune ist mir gehörig vergangen und auf ein Mittagessen habe ich auch keine Lust mehr. David kann etwas erleben, wenn ich ihn in die Finger bekomme. »Das würdest du niemals tun und dein Dad schon gar nicht. Damit unterstellt er nicht nur uns, sondern auch seinem Headcoach Unprofessionalität.«

»Karlie«, wiederholt sie. »Er ist ein Idiot. Lass gut sein. Du machst dein Ding und du machst es großartig. Davon kann er nur träumen.«

Lächelnd schaue ich meine beste Freundin an.

»Trotzdem darf er nicht so mit dir sprechen.«

»Ich bin schon ein großes Mädchen«, meint sie und zwinkert mir zu. »Unglaublich, dass ich das jetzt nicht nur meinem Dad, sondern auch meiner besten Freundin erklären muss.«

»Schuldig im Sinne der Anklage«, erwidere ich schmunzelnd. »Als Entschuldigung lade ich dich zum Essen ein.«

»Da sage ich natürlich nicht nein«, kichert Ruby und wir winken den Kellner zu uns.

*

Am nächsten Tag bin ich immer noch extrem geladen und werde David die Meinung geigen. Ruby zu unterstellen, dass sie ihn bei ihrem Vater in ein schlechtes Licht rückt, ist unglaublich. Also lehne ich nun wie die Sittenpolizei gegenüber des Kabineneingangs der Spieler und warte, dass er rauskommt. Direkt nach dem Training wollte ich ihn nicht abfangen und vor seinen Kollegen mit ihm reden ist noch beschissener. Denn das Ganze geht nur ihn und mich etwas an. Nicht mal Ruby und den Coach. Dass er mein Ex-Freund ist, wissen vermutlich sowieso schon zu viele Leute bei den Cavaliers. Ruby, der Coach, Asher, Liam … die Liste kann ich sicher noch ergänzen.

Endlich öffnet sich die Tür und die ersten Spieler treten heraus. Sie nicken mir freundlich zu und machen sich auf den Weg zum Ausgang, um nach Hause zu fahren.

»Karlie, hey«, sagt Liam und lächelt mich an. »Alles klar?«

»Ja und bei dir?«, frage ich. »Was macht dein Knie?«

Liam grinst mich an und dreht sein Bein, sodass sein Knie besser zur Geltung kommt. Trotz seines Haarwuchses ist die riesige Narbe nicht zu übersehen.

»Das wird wieder«, sagt er. »Ruby hat magische Hände.«

»Ach ja«, kichere ich. »Ist das so?«

»Verrate es ihr nicht«, meint er zwinkernd.

Höre ich da eventuell doch ein wenig Interesse seinerseits an meiner besten Freundin raus? Ich würde es Ruby wirklich wünschen. Liam ist ein feiner Kerl.

»Wem was nicht verraten?« Asher tritt neben ihn und ich schmunzle. Dass die beiden eineiige Zwillinge sind, sieht man sofort. Wer sie nicht kennt und täglich mit ihnen zu tun hat, kann sie sicher nicht unterscheiden. Würden sie Trikots tauschen, würde es ebenso keiner merken. Allerdings bezweifle ich, dass Liam ein guter Tight End ist und Asher ein guter Running Back. Dafür ist Asher doch zu schwerfällig, um Davids Pässe engelsgleich in die Endzone zu bringen. Bei Gelegenheit muss ich Ruby mal fragen, was Liam hat, was Asher nicht hat. Bei eineiigen Zwillingen scheint das eine berechtigte Frage zu sein.

»Niemand«, sagt Liam an seinen Bruder gewandt. »Bis morgen, Karlie.«

»Bis morgen«, erwidere ich und er geht davon.

»Wie geht's?, fragt Asher.

»Gut und dir?«, will ich wissen. »Du hast heute ziemlich schnell schlapp gemacht. Harte Nacht gehabt?«

Grinsend lasse ich meine Augenbrauen in die Höhe wandern.

»Weißt du«, meint er geheimnisvoll. »Ein Gentleman genießt und schweigt.«

Asher und ich kennen uns seit fast zehn Jahren und in diesen fast zehn Jahren hatte er nie eine feste Freundin. Klar, er hatte immer mal Affären und schleppte an der Uni mehr als genug Studentinnen ab. Einige von ihnen durften David und ich auch zum Essen begrüßen, aber es war nie etwas Ernstes.

»Hast du etwa eine Freundin?«, ziehe ich ihn auf.

»Um Gottes Willen!«, ruft er. »Dafür habe ich keine Zeit. Außerdem ...« Asher schnalzt mit der Zunge. »Warum eine, wenn ich hundert haben kann.«

»Geschlechtskrankheiten?«, werfe ich ein und er lacht.

»Du bist so lustig, Karlie«, murrt er.

»Na wenigstens siehst du das so«, murmle ich vor mir hin, aber er hat es gehört. Sein Blick wechselt von amüsiert zu sanft.

»Er bessert sich«, meint er plötzlich. »Gib ihm noch etwas Zeit.«

»Zeit«, zische ich leise, dass die Spieler, die nach und nach noch die Kabine verlassen uns nicht hören. »Er hat Ruby zur Schnecke gemacht. Was soll das, Asher? Er benimmt sich wie ein bockiges Kind.«

»Hör zu«, stöhnt er. »Becks ist mein bester Freund. Was da mit Ruby war, war nicht okay von ihm. Das habe ich ihm auch gesagt, aber sonst bin ich auf seiner Seite.«

»Ach ja?«, will ich angefressen wissen. »So sehr, dass du ihn genauso wie alle anderen bei diesem albernen Spitznamen nennst. Er heißt David.«

Asher seufzt und schüttelt den Kopf.

»Bis morgen«, verabschiedet er sich von mir und geht davon.

Es dauert noch ein paar Minuten, bis David endlich aus der Kabine kommt. Natürlich sieht er mal wieder zum Anbeißen aus. Enges schwarzes T-Shirt mit V-Neck und dazu zerrissene Jeans mit schweren schwarzen Boots. Seine Trainingstasche hängt locker über seiner linken Schulter und seine Haare sind noch feucht. Der Mann ist einfach ein Traum. Während unserer gemeinsamen Zeit hat er begonnen, sich Tattoos zuzulegen. Mittlerweile sind es aber mehr als doppelt so viele. Damals war es ihm noch wichtig, dass die Tinte auf seiner Haut eine tiefere Bedeutung für ihn hat.

»Hey«, spreche ich ihn an und er sieht von seinem Handy auf. »Können wir reden?«

»Nein.« Damit geht er weiter.

»Bitte!«, rufe ich ihm nach. »Nur eine Minute.«

Wieso versuche ich eigentlich die ganze Zeit nett zu diesem Arsch zu sein? Es ist doch sonnenklar, dass er mich hasst und alles daransetzt, mir das Leben bei den Cavaliers zur Hölle zu machen. Dabei verstehe ich sein Problem nicht. Er hat mich abserviert vor sechs Jahren und nicht ich ihn.

»Dafür, dass du mich abserviert hast, spielst du die Rolle des verlassenen Typen echt gut.«

Ruckartig bleibt er stehen und fährt herum. Mit zusammengekniffenen Augen kommt er auf mich zu.

»Wie bitte?«, fragt er. »Ich spiele gar nichts. Hör auf diese alten Kamellen aufzuwärmen.«

Ich glaube, mein Herz bricht ein Stück weit, dass er unsere Beziehung als ›alte Kamelle‹ bezeichnet. Das tut mehr weh, als ich zugeben mag.

»Doch das tust du«, feuere ich zurück. »Du pöbelst Ruby an und ...«

»Komm mit.«

So schnell kann ich gar nicht gucken, packt er mich grob am Handgelenk und zerrt mich in einen kleinen Raum neben der Kabine. Dieser hat weder ein Fenster noch einen Lüftungsschacht und es riecht muffig. Wo zur Hölle hat er mich hingebracht?

David schaltet das Licht ein und ich sehe an hohen Lastenregalen hoch, in denen Trikots, Hosen und weitere Utensilien liegen, die die Spieler beim Training benötigen. Dabei fällt mir auf, dass sie namentlich sortiert sind.

»Wo sind wir hier?«, frage ich.

»Im Lager für unsere Sachen«, erklärt er und stellt seine Trainingstasche neben sich ab. »Willst du Sticker mit deiner albernen Blume verteilen? Immerhin bist du der neue Hauptsponsor unseres Trainings.«

Er verhöhnt meine Marke mit jedem Wort und mein Magen zieht sich schmerzhaft zusammen. Ich verstehe nicht, warum er so ist. David war nie ein Mensch, der Missgunst ausstrahlte. Vor allem mir gegenüber nicht. Hätte ich ihn damals nicht gehabt, wäre ich heute nicht an der Fitnessspitze der USA. Das weiß er auch. Er hat maßgeblich zur Gründung meiner Marke beigetragen und nun verspottet er sie, wann immer er kann.

»Was ist eigentlich dein Scheißproblem?«, fauche ich und schubse ihn gegen die mittlerweile geschlossene Tür. »Du hasst mich, habe ich kapiert und du findest meine Arbeit lächerlich. Das ist auch angekommen, aber wieso kannst du dich nicht einfach professionell verhalten?«

»Lass mich mal überlegen«, meint er und tippt sich dermaßen provokant mit dem Zeigefinger ans Kinn, dass ich ihm am liebsten eine scheuern würde oder ihn küssen. Wahlweise auch einfach küssen, weil ich das früher immer getan habe, wenn wir uns so richtig heftig gestritten haben. Danach hat er mich gevögelt. Meistens ziemlich schnell und hart. Damit war die Sache aus dem Weg geräumt.

Vielleicht wären wir noch zusammen, wenn wir weniger gevögelt und mehr geredet hätten.

Ich balle die Hände zu Fäusten, um diese absurden Gedanken von mir zu schieben. Das letzte, woran ich denken sollte, ist Sex. Vielmehr sollte ich mich darauf konzentrieren, mit ihm zu klären, was er sich dabei gedacht hat Ruby zurechtzuweisen.

Sein Blick trifft auf meinen und mein Herz schlägt unkontrolliert schneller. Uns schießen dieselben Gedanken durch den Kopf. Dafür kenne ich ihn zu gut, zu lange, um nicht zu wissen, wann er scharf auf mich ist.

»Entschuldige dich bei Ruby«, verlange ich.

»Nein.«

»Sie hat dir nichts getan«, entgegne ich immer noch stinksauer. »Ich bin diejenige, die du zum Kotzen findest und nicht Ruby.«

»Nicht, wenn es Ruby ist, die den Coach gegen mich aufbringt.«

»Das hat sie doch gar nicht nötig.«

»Denkst du«, spottet er. »Wissen tust du es nicht.«

Ich hebe die Hände und denke nochmals darüber nach, ihm eine zu scheuern, weil mich sein Gerede wahnsinnig macht.

»Bitte lass Ruby in Ruhe, wenn der Coach unzufrieden mit dir ist, ist das so«, erkläre ich. »Ich hatte diesen Deal an Land gezogen, lange bevor ich es Ruby sagen durfte. Sie hat nichts damit zu tun.«

»Aber sie hat etwas damit zu tun, wenn es darum geht, mich bei ihrem Vater schlecht zu machen«, knurrt er.

Der Lagerraum, in dem wir uns befinden, ist winzig. Wirklich klein, sodass ich gerade einmal zwei Schritte nach hinten mache und mit dem Rücken gegen eines der Lastenregale stoße. Das hindert David aber nicht daran näher zu kommen.

»Wieso hast du diesen Deal angenommen?«, fragt er. »Verdienst du nicht genug Geld?«

»Das hat doch nichts mit Geld zu tun«, erwidere ich.

»Womit dann?«, will er wissen und fährt sich durch die Haare. »Du weißt, dass ich hier spiele und du weißt, dass ich dich nicht hier haben will.«

»Das ist nicht deine Entscheidung, David«, entgegne ich.

»Ach ja?«, fragt er. »Seit ich hier spiele, musste ich nicht einmal zu einem disziplinarischen Gespräch bei Coach Sanders antreten. Du bist keine Woche hier und er zitiert mich in sein Büro. Wie kann das sein?«

»Das weiß ich nicht, aber meine Absicht war es nicht, dass du Ärger hast.«

»Du hast mich doch schon beim ersten Training auf dem Kieker gehabt.«

»Das ist doch Quatsch!«

»David mach die Beine breiter, David das muss aber so …«, wiederholt er meine Worte. »Das nenne ich sehr wohl jemand auf dem Kieker haben.«

Ob er es merkt, weiß ich nicht, aber er kommt immer näher und ich kann nicht mehr zurückweichen. Der Pfosten des Lastenregals presst sich in meinen Rücken.

»Du bist doch völlig paranoid«, zische ich. »Und ich wäre keine gute Geschäftsfrau, wenn ich das Angebot von Mr. Johnson ausgeschlagen hätte.«

»Nein«, meint er und sucht meinen Blick. »Du bist sogar ziemlich abgebrüht, dich so ins gemachte Nest zu setzen.«

»Nenn mich wie du willst«, antworte ich resignierend und drücke ihn erneut weg. Die Haut unter seinem Shirt ist weich und ich spüre die dicken Muskelberge unter meinen Fingern. Sein Körper ist in den letzten sechs Jahren noch mal gewachsen. »Aber lass Ruby in Ruhe.«

Dann schlüpfe ich unter seinem Arm hindurch und verlasse den viel zu beengten Raum.

Erst als ich wieder auf den Flur trete, merke ich, dass ich dort drin nicht einmal richtig durchgeatmet habe. Das hole ich jetzt nach, während ich darüber nachdenke, was das gerade zwischen uns war.

»Ich lasse Ruby in Ruhe«, sagt er zu meiner Überraschung. »Du hast mein Wort.«

Dann schlendert er, als wäre nichts gewesen an mir vorbei.

FLASHBACK

»Du strengst dich nicht an«, halte ich David vor und verschränke die Arme vor der Brust.

»Es ist total albern«, meint er und verdreht die Augen. »Ich mache genug Fitness.«

»Darum brichst du auch nach zwei Übungen zusammen?«, necke ich ihn.

Er lacht herzlich und zieht mich an sich. Vertrauensvoll schmiege ich mich an ihn. Verteile zärtliche kleine Küsse auf seinem trainierten Oberarm. Auch wenn David Footballspieler und somit Leistungssportler ist, ist er im Bereich Ausdauer und Fitness teilweise eine richtige Niete. Unglaublich, dass er kein Workout bis zum Ende durchhält und ständig jammert, dass es ihm zu anstrengend sei.

Doch was ist, wenn er recht hat und es wirklich alles viel zu anstrengend ist? Ich seufze und löse mich von ihm, was ihn dazu veranlasst, die Augenbrauen in die Höhe zu ziehen und mich *skeptisch zu mustern. Vor ein paar Monaten habe ich begonnen, Fitnessvideos auf YouTube hochzuladen und einen Social Media Account zum Thema Fitness eröffnet. Da ich die Freundin von David >Becks< Beckett bin, fand mein Kanal auch schnell Zulauf aus Unikreisen. Leider gibt es aber auch viele Zuschauer, die es grotesk finden und glauben, dass ich einen Geltungsdrang habe und mir langweilig sei, weil mein Freund so oft unterwegs ist. Unabhängig davon könnte mein Angebot zu viel für faule Studenten sein und ich mache mich lächerlich.*

»Was ist los?«, fragt David und seine Arme umschlingen mich zärtlich von hinten. Er tupft einzelne Küsse auf meine Schulter und meinen Hals. Für einen Moment schließe ich die Augen und gebe mich seinen Liebkosungen hin.

»Vielleicht haben sie recht und ich mache mich lächerlich«, sage ich leise.

Meine Schultern sacken hinab und ich würde mich am liebsten wie ein nasser Sandsack auf den Boden fallen lassen.

»Sag sowas nie wieder!« Im Handumdrehen wirbelt David mich herum und sieht mich fast schon sauer an. »Du machst das toll und hast dir eine richtige Community aufgebaut.«

»Die Hälfte folgt mir, weil sie hoffen, dass du dich ausziehst«, nuschle ich.

Er lacht, doch als er meinen anklagenden Blick sieht, hält er inne.

»Hör mal, Baby«, sagt er. »Die sind doch nur neidisch und deswegen sagen sie sowas. Die

meisten von denen essen lieber Chips, statt deine Übungen zu trainieren. Sie sind neidisch, dass du so erfolgreich bist mit den Videos, dass du eine hammermäßige Figur hast und nicht zuletzt neiden sie unsere Beziehung.«

Auch wenn es mir nicht schmeckt, dass ich mich immer wieder auf unsere Beziehung reduzieren lassen muss, weiß ich, dass es dazu gehört. David hat im letzten Jahr historisches erreicht, ist nun Starting-Quarterback des Footballteams und super erfolgreich. Vor allem die anderen Mädchen möchten an seiner Seite stehen. Dass er seit dem ersten Semester eine Freundin hat, ist ihnen ein Dorn im Auge. Da David in ihren Augen perfekt ist, lassen sie ihren Frust an mir aus. Der große Makel in seinem Leben bin nun mal ich. Begründen kann es jedoch niemand, wenn man sie danach fragt.

»Machen wir die Übung noch mal«, schlägt David vor und tritt von mir zurück. »Mit mehr Motivation für deine Zuschauer.«

Bevor ich fragen kann, was er damit meint, streift er sich sein Muskelshirt über den Kopf und wirft es neben uns auf den Boden. Dann stellt er sich zurück auf die ausgebreitete Yogamatte und sieht mich auffordernd an.

Ich erwidere sein Lächeln und stelle mich ein Stückchen vor ihn.

»Ich liebe deinen Arsch aus dieser Perspektive«, meint er und ich verdrehe die Augen.

»Ich liebe dich«, sage ich.

Es ist jetzt einige Monate her, dass wir uns

zum ersten Mal unsere Liebe gestanden haben und mein Magen kribbelt immer noch verräterisch, wenn ich daran denke. Es war ein magischer Moment, was auch an dem sternenklaren Firmament lag, unter dem wir es uns gemütlich gemacht haben.

»Ich liebe dich auch«, erwidert er und statt nun endlich die Übungen auszuführen, zieht er mich wieder in seine Arme und stiehlt sich einen leidenschaftlichen Kuss, den ich nur zu gerne erwidere. Seufzend lehne ich mich an ihn und gewähre seiner Zunge Einlass in meine Mundhöhle. David umspielt meine Zunge mit seiner und hebt mich schließlich in seine Arme, sodass ich meine Beine um seine Hüften schlingen kann. »Wie wäre es, wenn du mir ein paar Übungen im Bett zeigst.«

Lachend nicke und küsse ich ihn wieder, während er mich ins Schlafzimmer trägt.

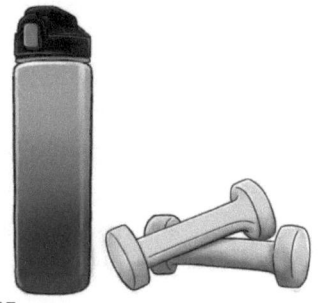

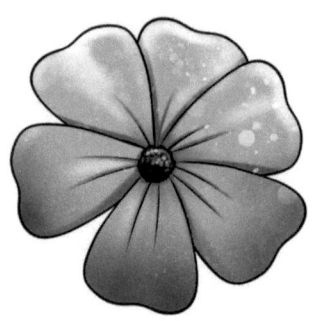

6. Kapitel

Karlie

Zwei Wochen später

Heute steht das große Fotoshooting an, um die Zusammenarbeit zwischen den Austin Cavaliers und *KaBloom Fitness* festzuhalten. Die Fotos sollen auf eine landesweite Plakatkampagne gedruckt werden sowie in den vereinsinternen Stores der Austin Cavaliers ausgehängt werden. Dazu kommen auch die meterhohen Wände des Stadions, die bereits zum ersten Saisonspiel nächste Woche beklebt werden.

Es ist der bisher größte Deal meiner Karriere und das wichtigste Shooting, das ich absolvieren darf für meine Marke. Es macht mich nervös, dass mein Körper bald in Übergröße in ganz Austin hängt, aber das sollte es nicht. Vielmehr sollte es eine große Ehre für mich sein.

In einen schwarzen Morgenmantel aus Seide gehüllt, sitze ich vor einem riesigen Spiegel und betrachte die unzähligen Schminkutensilien vor mir. Als Aushängeschild von *KaBloom Fitness* übernehme ich die meisten Fotoshootings für Kampagnen selbst. Das letzte Shooting ist schon einige Monate her, sodass ich mich freue, wieder vor der Kamera zu stehen. Mit einem Meter siebzig war ich fürs Modeln nicht per se zu klein, aber trotzdem hat es nie gereicht. Das ist aber gar nicht weiter schlimm, weil ich nun meine eigene Chefin bin und damit auch entscheide, dass ich für meine Marke modle.

»Hey Karlie«, begrüßt mich meine Visagistin Susan mit der ich seit Jahren zusammenarbeite. »Ich freue mich sehr, dass ich dich für dieses wichtige Shooting schminken darf. Die Austin Cavaliers, das ist immer noch kaum zu fassen.«

»Ja, ist es«, antworte ich lächelnd.

»Nebenan haben sie auch den unverschämt heißesten Typen des Teams platziert, den der Verein zu bieten hat«, meint sie grinsend. »Muss cool sein tagtäglich mit diesen Hotties zu arbeiten.«

»Ist es auch, aber dabei bleibt eine Menge Büroarbeit liegen«, antworte ich und deute auf den Laptop, der auf meinem Schoß liegt. »Solange du mich fertigmachst, habe ich Zeit ein paar Mails zu bearbeiten und mit meinem Bruder zu telefonieren.«

»Mach das«, meint sie. »Denk dran, dass du

auch mal die Augen schließen musst.«

»Klar doch«, erwidere ich und widme mich der ersten Mail an Bold.

»Wie läuft es sonst so?«, will Susan wissen. »Gibt es irgendwelche News in deinem Leben?«

Susan und ich kennen uns schon seit ein paar Jahren. Seitdem haben wir nicht nur eine wunderbare berufliche Ebene, sondern uns auch angefreundet.

»Ich bin ein Arbeitstier, das weißt du doch«, antworte ich grinsend.

»Also liegt dein Liebesleben noch auf Eis?«, mutmaßt sie und ich laufe rot an.

»Mein Liebesleben liegt nicht auf Eis«, gebe ich trotz meiner eindeutigen Reaktion empört zurück. »Es kann nicht jeder so ekelhaft glücklich verheiratet sein wie du.«

»Das tut mir nicht leid«, erwidert sie breit grinsend. »Aber noch mal zu den Cavaliers zurück. Es ist echt krass, dass sie ihren Superstar für dieses Shooting freistellen. Ich meine, welche Frau würde sich nicht gern in Becks' Armen winden.«

Susan lacht hell und ich schrecke auf.

Hat sie gerade >in Becks' Armen< gesagt? Becks wie David Beckett?

»Becks?«, frage ich und drehe mich zu ihr um. »David Beckett? Quarterback? MVP?«

»Ja«, meint sie schulterzuckend. »Er sitzt nebenan.«

»Was?«, rufe ich und stelle den Laptop vor mir ab. Dann springe ich auf. »Ich bin gleich wieder da.«

Susan reißt die Augen auf und sieht mich sichtlich sprachlos an.

»Wusstest du das nicht?«, will sie wissen. Statt ihr zu antworten, verlasse ich meine Umkleide und stürme in die nebenan.

Nach langem Hin und Her mit Elijah hatte ich ihn überredet, Travis statt David zum Shooting zu schicken. Er war von meiner Idee überhaupt nicht begeistert, aber ich wies ihn auf Davids kaputten Arm hin und den Saisonstart nächstes Wochenende. Travis hingegen ist fit und ihm würde ein Tag beim Shooting nicht so viel ausmachen. Elijah war zunächst nicht sonderlich angetan, aber stimmte schließlich zu. Klar war er das nicht, denn David ist das Aushängeschild der Mannschaft. Ihr Quarterback, Superstar, Geldmaschine. Doch auf keinen Fall konnte ich es mir zumuten, mich einen ganzen Tag lang halb nackt an seinem Körper zu reiben. Auf Travis habe ich zwar auch keinen Bock, weil er unentwegt mit mir flirtet, obwohl es absolut aussichtslos ist, aber besser als David ist es allemal.

Die Tür seiner Umkleide fliegt auf und schlägt gegen die Wand. David und sein Visagist Rodrigo drehen uns die Köpfe zu. Rodrigo gehört zu Susans Team.

»Karlie mi amor«, begrüßt der gebürtige Puerto-Ricaner mich. »Was kann ich für dich tun?«

»Hallo Rodrigo«, erwidere ich und mein

Blick wandert weiter zu David. »Lässt du uns kurz allein.«

Fragend ziehen beide Männer die Augenbrauen hoch.

»Bitte?«, setze ich nach.

»Sí«, erwidert Rodrigo und verlässt den Raum. Freundlicherweise schließt er auch die Tür hinter sich.

»Alles klar bei dir?«, fragt David und lehnt locker in seinem Stuhl. Breitbeinig mit einem süffisanten Grinsen sitzt er da, als würde ihm die ganze Welt gehören. »Du siehst aus, als hättest du einen Geist gesehen.«

»Den habe ich auch gesehen«, erwidere ich. »Nämlich dich!«

»Mich?«, fragt er und zieht arrogant die Augenbrauen hoch. »Ich muss dich enttäuschen, aber ich bin noch ziemlich lebendig.«

»Hör auf mich zu verarschen«, fauche ich und gehe auf ihn zu. Wütend stütze ich meine Hände auf den Lehnen seines Stuhls ab und beuge mich zu ihm vor. Dass das absolut keine gute Idee ist, realisiere ich erst viel zu spät. In dieser Position gibt der Morgenmantel keinen unerheblichen Blick in mein Dekolleté frei. David wäre nicht David, würde er nicht hinsehen.

»Kommst du deinen Shooting-Partnern immer so nah?«, fragt er und sein Adamsapfel zuckt verräterisch. Würde es ihn etwa stören, wenn dem so wäre? Ich grinse bei dem Gedanken, dass er eifersüchtig ist. Darum ist er hier, oder? Er hatte Angst, dass Travis mich wieder anbaggert. Dass ihn das stört, weiß ich und auch, dass die beiden sich absolut nicht leiden können.

»Nein«, antworte ich ehrlich. »Das ist unprofessionell.«

Mein Herzschlag beschleunigt sich und David beugt sich noch weiter vor. Ich spüre seinen Atem auf meinem Gesicht. Hitze durchflutet meinen Körper und meine Brustwarzen stellen sich bei jedem Atemzug seinerseits weiter auf.

»Mache ich dich nervös?«, will er wissen.

»Nein.«

»Doch«, entgegnet er. »Ich kenne dich, Karlie.«

»Wieso bist du hier?«, frage ich und sehe ihm in die Augen.

»Wegen des Shootings«, antwortet er, aber weicht nicht zurück. »Warum sollte ich sonst hier sein?«

»Sag du es mir«, bitte ich ihn.

»Nur wegen des Shootings«, raunt er. »Mr. Johnson war dann doch der Meinung, dass ich der bessere Kandidat dafür bin als Travis. Hast du ein Problem damit?«

»Nein«, antworte ich.

»Gut«, erwidert David und ich zucke heftig zusammen, als seine Hände meine Oberschenkel berühren. Die Handflächen sind rau, so wie damals auch. Früher hat es mich einerseits unheimlich scharf gemacht, wenn er mich mit seinen schwieligen Händen gestreichelt hat und andererseits habe ich es gehasst, weil seine Berührungen dadurch nie so sanft waren, wie ich es mir gewünscht hätte.

»Deine Hände sind immer noch so rau wie früher«, wispere ich.

»Daran erinnerst du dich?« Das Herz schlägt mir bis zum Hals.

»Ja«, flüstere ich. »Unter anderem.«

»Woran noch?«, drängt er und schiebt die Hände weiter zu meinem Höschen. Es ist unnötig, noch mal zu betonen, dass ich unter meinem Morgenmantel nicht mehr als schwarze Dessous trage.

»Einiges«, erwidere ich.

»Auch daran?«, fragt er und ich will nochmals nachfragen, was genau er meint, als seine Lippen meinen Hals streifen. O Fuck! Das läuft völlig aus dem Ruder. Er kann mich doch nicht küssen.

»David«, flüstere ich. »Was tust du?«

»Das muss ich dir wohl kaum erklären«, meint er und küsst meinen Hals weiter, bis er an meiner Kinnpartie angelangt ist. Mit einem Ruck zieht er mich auf seinen Schoß.

»David«, keuche ich.

Die Hände auf seine Schultern gestützt, starre ich ihn an.

Er öffnet den Gürtel des Morgenmantels, um mir den seidigen Stoff von den Schultern zu schieben. Als er meine Brüste in dem engen Push-Up-BH sieht, stöhnt er wohlig auf. Eine wohlige Wärme durchfährt mich und ich lehne mich noch ein wenig näher zu ihm vor. »Du bist so heiß, Karlie.«

Nicht fähig ihm zu antworten, lege ich meine Hand in seinen Nacken und drücke meinen Mund auf seinen. David stöhnt auf, dabei öffnet er den Mund und gibt mir so die Chance mit meiner Zunge vorzudringen. Tausende Empfindungen schießen durch meinen Körper, als er den Kuss erwidert. Wir küssen einander heiß und innig. Als hätten wir uns hundert Jahre nicht gesehen und nicht gespürt. So küsste er mich früher immer, wenn er von einem Auswärtsspiel nach Hause kam. Jedes Mal sagte er, dass es viel zu lange her gewesen wäre, dass wir uns gesehen haben. Bis zum Schluss küsste er mich so, umso mehr wunderte mich die plötzliche Trennung. Die negativen Gedanken an unsere Vergangenheit vertreibe ich schnell und konzentriere mich auf das Hier und Jetzt.

David wendet den Drehstuhl und setzt mich auf der Tischplatte vor sich ab. Wie auch in meiner Umkleide liegen dort bereits die Schminkutensilien von Rodrigo.

Lieber Herr im Himmel, was zur Hölle tun wir hier? Das ist das Shooting Set für die Kampagne zwischen *KaBloom Fitness* und den Austin Cavaliers und wir sind kurz davor eine Nummer in der Umkleide zu schieben.

»David!« Die Hände gegen seine Schultern gestemmt, sehe ich ihn panisch an. »Was tun wir hier?«

»Ich würde sagen, dass wir kurz davor sind zu vögeln«, antwortet er geradeheraus und mein Herz schlägt wieder schneller. Lust durchflutet meinen Körper bei seinen rauen Worten. Mein Höschen ist feucht und ich presse die Beine zusammen. David entgeht das nicht und er schießt von seinem Platz hoch und stellt sich zwischen meine Beine.

»Ich will dich, Karlie«, raunt er gegen meinen Mund und küsst mich. »Jetzt.«

Mein Pulsschlag beschleunigt sich noch weiter und ich erschaudere, als er seine Hand zwischen meine Beine führt und den Steg meines Höschens beiseite schiebt. Mit gierigen Fingern erkundet er mein erhitztes Fleisch. David spreizt meine Schamlippen weit auseinander. Die Lust pulsiert in meinem Inneren und mein Hintern rutscht auf dem Tisch weiter nach vorn, um ihm mehr Platz zu geben. Denn genau das will ich: mehr!

Ich will so viel mehr von diesem Mann und da blende ich auch gerne aus, wo wir sind.

»So ist gut, Baby«, flüstert er. »Ich mache dich schön feucht für mich.«

»David«, keuche ich und erstick mein folgendes Stöhnen mit einem Kuss. Immer noch voller Tatendrang erkundet er mich. Reibt mit seinem Daumen über meine pulsierende Klit und führt die Spitze seines Mittelfingers in mich ein.

»Du fühlst dich so perfekt an«, raunt er mir zu und dringt endgültig tief in mich ein. Sein Finger nimmt mich in Besitz und mein Rücken formt sich zu einem Hohlkreuz, doch das reicht ihm nicht. David führt einen zweiten Finger in mich ein. Fest gleitet er vor und zurück und sein Daumen tanzt über meine Klit.

»Schieb die Körbchen des BHs runter«, befiehlt er. Völlig benebelt von der Situation tue ich, was er sagt. Meine Nippel stehen wie zwei harte Spitzen ab. Bereit ebenfalls von ihm in Besitz genommen zu werden. Davids Augen funkeln mich an, ehe er sich vorbeugt und seine vollen Lippen meine rechte Brustwarze umschließen. Heiß und innig nuckelt er daran, während er die andere kräftigt mit seiner freien Hand dreht.

»O Gott«, stöhne ich und suche Halt an seinen starken Oberarmen.

»Karlie!«, ruft Rodrigo und klopft an die Tür. David hält in der Bewegung inne und ich starre ihn mit großen Augen an. Seine Finger immer noch tief in mir vergraben. O fuck, fuck, fuck. »Mi amor, ist alles okay bei euch? Susan fragt nach dir. Du musst in die Maske.«

Als hätte man mir einen Eimer kaltes Wasser über den Kopf geschüttet, stoße ich meinen Ex-Freund von mir. Meinen verdammt heißen Ex-Freund, der seine Beule kaum verbergen kann.

David stolpert zurück, nimmt sich den Stuhl und setzt sich. Ich springe von der Tischplatte. In Windeseile ziehe ich meinen Slip zurück an Ort und Stelle und verpacke meine Brüste sicher in dem BH.

»Hier«, sage ich und reiche ihm seinen Laptop, den er wohl mitgebracht hat, um die Zeit in der Maske besser rumzukriegen. »Stell den lieber auf dein kleines Problem.«

»Mein Problem ist nicht klein«, meckert er sofort los aber tut, was ich sage. »Und wisch du dir diese Flecken von den Schenkeln.«

Ich sehe nicht nach unten, denn da ist nichts. Er will mich nur ärgern. Was ich aber tue ist, dass ich den Gürtel des Morgenmantels sehr, sehr fest um meinen Bauch ziehe. So fest, dass mir ein Keuchen entweicht und David ein schadenfrohes Lachen.

»Kein Wort«, weise ich ihn an und gehe zur Tür. »Zu niemandem.«

Dann öffne ich die Tür und lasse Rodrigo eintreten. Verwundert sieht er zwischen uns hin und her, aber ich lächle es weg.

»Bis gleich, David«, sage ich.

»Wer ist denn David?«, fragt Rodrigo und legt den Kopf leicht schief.

Genervt stöhne ich auf und gehe in meine Umkleidekabine.

Mir klappt die Kinnlade runter, als David eine halbe Stunde später oberkörperfrei auf mich zukommt. Noch dazu, weil seine Haut mit Airbrush-Tan eingesprüht ist. Außerdem läuft eine junge Frau mit einer Flasche Öl in der Hand hinter ihm her und malt die Muskeln seines Sixpacks nach. Worauf habe ich mich da nur eingelassen? Er ist ein schöner Mann, keine Frage, aber müssen sie es noch weiter hervorheben? Es ist schon schlimm genug, dass ich mich fast von ihm hätte vögeln lassen. Seinen Körper nun so rauszuputzen ist nicht fair.

Noch schlimmer ist allerdings, dass von der Marketingleiterin der Cavaliers über die Assistentin des Fotografen und weiteren Stylistinnen alle seufzen.

»Guten Tag Mr. Beckett«, begrüßt ihn Paul, unser Fotograf. »Ich bin Paul Müller. Der Fotograf für heute.«

»Nennen Sie mich Becks«, meint er.

Diesmal unterstehe ich mich die Augen zu verdrehen. Kennt er seinen richtigen Namen überhaupt noch oder wieso muss er sich jedem als ›Becks‹ vorstellen?

»Gern«, erwidert Paul und schickt David zu mir.

»Hey«, meint er und scannt meinen Körper. »Süßes Outfit.«

»Es ist ein normales Sportoutfit«, antworte ich angespannt und schließe die Augen, als Susan meine Wangen noch einmal pudert. »Was man von dir nicht behaupten kann.«

»Ich trage eine Hose«, entgegnet er, als wäre das wirklich eine Leistung und ich könnte mich glücklich schätzen, dass er das überhaupt tut.

Susan lacht leise und ich öffne die Augen wieder.

»Ja, wow«, murmle ich.

»Wenn dir das nicht passt, kannst du dich gern bei den Leuten beschweren, die das Konzept für dieses Shooting ausgearbeitet haben. Aber ich glaube das Feedback, das eben durch die Halle ging, gibt meinem Körper recht«, antwortet er fast schon angesäuert.

»Ihr beiden seid wirklich köstlich zusammen«, meint Susan, ehe sie sich zurückzieht. Genervt sehe ich David an.

»Du bist ein arrogantes …«

»Spar es dir«, unterbricht er mich. »Wir sind so weit, Paul!«

In der nächsten Stunde gibt Paul uns zig Anweisungen, wie wir uns hinstellen sollen und positionieren, um ein möglichst gutes Bild abzugeben. Dabei bekomme ich das, was zwischen uns in der Umkleidekabine war, nicht aus dem Kopf. Ich habe mich von meinem Ex-Freund während eines Jobs fingern lassen. Das ist eine Katastrophe. Niemand darf jemals davon erfahren.

»Eine kurze Pause!«, ruft Paul und ich atme erleichtert aus.

»Wasser?«, fragt David und hält mir eine Flasche hin.

»Danke«, sage ich und nehme sie an.

Er trinkt ebenfalls etwas und ich komme nicht umher, dabei das Spiel seiner Muskeln zu bewundern. Es nervt mich, dass er diese Wirkung auf mich hat und dass er immer noch so gut aussieht, dass ich es nicht schaffe, den Blick von ihm zu nehmen.

»Du machst das echt gut«, sagt er.

»Ich modle, seit ich vierzehn bin«, antworte ich und stelle die Flasche zurück.

»Ach ja stimmt«, erwidert er, als würde es

ihm jetzt auch wieder einfallen.

»Du aber auch«, lobe ich ihn.

»Ich modle, seit ich Footballprofi bin und damit scheinbar auch ziemlich gutes Geld verdiene.«

»Ist klar«, kichere ich.

Paul kommt zurück und nimmt seiner Assistentin die Kamera ab. Das heißt auch, dass unsere Pause nun vorbei ist.

»Alle wieder auf ihre Plätze!«, ruft er und David stellt sich hinter mich.

Er legt den Arm um mich und platziert seine große Hand auf meinem flachen Bauch. Ich atme tief ein und aus. Seine Berührungen sollten nicht so viel in mir auslösen, wie sie es tun. Doch alles leugnen hilft nichts. Das hat unser Auftritt in seiner Umkleidekabine auch sehr eindrucksvoll gezeigt. Wäre Rodrigo nicht zurückgekommen, hätten wir dort Sex gehabt.

»Entspann dich, Karlie«, flüstert David.

»Ich bin entspannt.«

»Du bist total verkrampft«, murrt er. »Was ist denn los?«

»Nichts«, lüge ich. »Es ist alles super.«

»Gut«, antwortet David und ich versuche mich nur noch auf das Shooting zu konzentrieren.

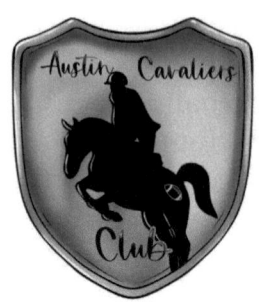

7. Kapitel

Becks

Meine Tasche über die Schulter geworfen, verlasse ich das Fabrikgebäude im Westen Austins. Das war definitiv das verworrenste und heißeste Fotoshooting meines Lebens. Karlie sah bombastisch aus in ihren Outfits und das, was zwischen uns in meiner Umkleidekabine passierte, ist immer noch nicht in Worte zu fassen. Wenn Rodrigo nicht geklopft hätte, hätten wir ganz gewiss miteinander geschlafen. Bis jetzt kann ich mir nicht erklären, dass es wirklich so weit gekommen ist. Dass ich mich immer noch zu Karlie hingezogen fühle, ist nichts Neues. Bisher hatte ich mich aber immer gut im Griff. Unsere kleine Unterhaltung im Lagerraum vor zwei Wochen mal außen vor. Da war es auch kurz davor, dass die Pferde mit mir durchgingen und ich sie am liebsten gegen das Lasten-regal gelehnt genommen hätte. Doch ich habe mich jedes Mal zusammengerissen und heute hat mich Rodrigo davor bewahrt, Sex mit mei-ner Ex-Freundin zu haben. Es ist ein Wunder, dass ich während des Shootings nicht durch-weg hart war, so heiß wie Karlie aussah.

Die schwere Eisentür fällt hinter mir zu und ich schlendere über den Parkplatz zu meinem Wagen. Es ist bereits dunkel draußen und ehr-lich gesagt wirkt diese Gegend von Austin nicht sonderlich einladend bei Nacht.

Das zischende Geräusch eines immer wie-der abschmierenden Autos erhält meine Auf-merksamkeit. Es ist ein schwarzer Audi, der unweit meines Wagens parkt. Die Scheinwerfer leuchten, aber der Motor springt nicht an.

»Komm schon«, bettelt die Frau im Inneren des Wagens. »Spring an.«

Erst beim zweiten Hinhören bemerke ich, dass es Karlies Stimme ist. Augenblicklich be-schleunigen sich meine Schritte und ich eile zu ihr herüber.

»Alles okay?«, frage ich und stütze meinen linken Unterarm auf der geöffneten Tür ab, um ins Innere des Wagens zu linsen. Karlie drückt immer wieder den Start & Stopp Knopf, aber der Motor will einfach nicht anspringen.

»Er springt nicht an«, jammert sie.

»Bist du sicher?«, erwidere ich.

»Natürlich«, zischt sie. »Ich weiß vielleicht nicht viel über Autos, aber dafür reicht es noch.«

»Sorry«, murmle ich und werfe meine Tasche auf den Boden. »Lass mich mal.«

»Was?«

»Lass mich mal versuchen ihn zu starten«, wiederhole ich. »Steig aus.«

Karlie kneift die Augen zusammen und sieht mich sauer an.

»Komm schon«, locke ich sie. »Ich sehe es mir an und dann kannst du hoffentlich nach Hause.«

»Schön.« Frustriert steigt sie aus dem Wagen und verschränkt die Arme vor der Brust. »Versuch du es.«

Ich setze mich in den Wagen und das erste, was ich mache, ist den Fahrersitz nach hinten zu schieben, dass ich hinter das Lenkrad passe. Nachdem ich diesen eingestellt habe, trete ich auf die Bremse und starte den Wagen. Erneut ertönt das ächzende Geräusch und der Motor springt nicht an. Dies wiederhole ich einige Male.

»Siehst du«, sagt Karlie anklagend und ich sehe zu ihr auf. »Es liegt nicht an mir.«

»Ich habe nie behauptet, dass es an dir liegt, oder?«, erwidere ich mit einem Lächeln auf den Lippen und steige wieder aus. »Kann es sein, dass die Batterie leer ist?«

»Keine Ahnung«, erwidert sie und wirft die Arme in die Luft. »Was weiß ich, was mit der Karre los ist.«

»Mach mal die Motorhaube auf«, bitte ich sie.

»Was soll ich machen?«, fragt Karlie.

»Die Motorhaube«, wiederhole ich. »Öffne sie.«

»Ja … also«, stottert sie und verschränkt ihre Finger miteinander. »Weißt du … wie geht das?«

Sie grinst mich an und klimpert mit den Wimpern. Das ist so typisch Karlie, dass sie keine Ahnung hat, wie die Motorhaube aufgeht. Bereits während unserer gemeinsamen Zeit hatte sie keinen blassen Schimmer von Autos. Abgesehen davon, wie sie angehen und wie man sie fährt. Was aber auch das Mindeste zu sein scheint, wenn man in Besitz einer Fahrerlaubnis ist.

»Normalerweise gibt es einen Knopf oder einen Hebel links unterhalb des Lenkrads«, sage ich und schiebe sie beiseite. Binnen weniger Sekunden, nachdem ich den Knopf gefunden habe, schnappt die Sicherung auf. »Bingo.«

Karlie verdreht die Augen und ich öffne die Motorhaube und sehe hinein. Auf den ersten Blick kann ich keine offensichtlichen Schäden feststellen. Das Ächzen beim Anlassen lässt mich dennoch weiterhin vermuten, dass es an der Batterie liegt.

»Ich denke, dass es die Batterie ist«, sage ich und lasse die Motorhaube wieder zufallen. »Sie ist platt.«

»Wie meinst du das?«, fragt Karlie misstrauisch. »Sie ist platt?«

»Kaputt, leer, such dir was aus.«

»Oh.« Sie sieht mich fragend an. »Und jetzt? Gibt es da nicht so Kabel, dass du mir … äh … hilfst?«

»Du meinst ein Überbrückungskabel?«, frage ich und sie nickt aufgeregt. »Ich habe keins in meinem Wagen.«

»Na toll.« Frustriert stößt sie die Luft aus. »Und jetzt? Rufe ich einen Pannenservice an?«

Sie ist komplett überfordert mit der Situation und weiß nicht, was sie tun soll. Ich lege den Kopf schief und hebe meine Tasche auf, um sie mir wieder über die Schulter zu werfen.

»Nimm alles, was du brauchst, mit und lass ihn bis morgen hier stehen«, schlage ich vor und deute auf die Überwachungskameras. »Das Gelände wird videoüberwacht. Ich fahre dich nach Hause.«

Karlie sieht zwischen mir und dem Wagen hin und her. Da kann sie doch jetzt nicht ernsthaft noch überlegen, was sie tun soll, oder?

»Karlie«, dränge ich. »Lass uns gehen.«

»Vielleicht rufe ich doch lieber den Pannenservice und warte hier.«

»Wieso?«, frage ich.

»Wieso sollte ich mit dir nach Hause fahren?«, entgegnet sie angespannt.

»Falls du mir nicht zugehört hast«, brumme ich. »Ich habe dir angeboten, dich zu dir nach Hause zu fahren, nicht zu mir.«

Was ich nach unserer heißen Nummer in der Umkleidekabine definitiv favorisieren würde. Karlie würde sich heute Nacht ganz wunderbar in meinem Bett machen. Nackt, heiß, feucht. Schnell vertreibe ich diese Gedanken wieder und bete, dass ich keinen erneuten Ständer bekomme.

»Du fährst mich?«, fragt sie in einem skeptischen Unterton und geht zum Kofferraum.

»Ja.«

»Nach Hause?«

»Ich fahre dich auch zu Ruby, wenn dir das lieber ist«, erwidere ich. »Aber komm jetzt.«

Karlie nimmt ihre Handtasche und eine größere Reisetasche heraus. Dann schließt sie den Kofferraum wieder und verriegelt den Audi.

»Also schön«, meint sie und lächelt mich an. »Fahr mich nach Hause.«

Ich grinse sie an und führe sie zu meinem SUV herüber.

»Einsteigen, Mylady!« Scherzhaft halte ich ihr die Beifahrertür auf und nehme ihr die Reisetasche ab.

»Danke Mylord«, spielt sie mein Spielchen mit und ich muss gestehen, dass es verdammt guttut, mal wieder so unbefangen mit ihr umzugehen.

Unsere Reisetaschen lege ich auf die Rückbank und steige auf der Fahrerseite ein.

»Du kannst deine Adresse in das Navi eingeben«, sage ich und starte den Motor, sodass der Boardcomputer anspringt. Nachdem wir uns angeschnallt haben und Karlie meiner Bitte nachgekommen ist, fahre ich los.

»Und du glaubst wirklich, dass es eine gute

Idee ist, das Auto stehenzulassen?«, versichert sie sich noch einmal bei mir und reckt den Hals, um einen letzten Blick auf ihren Audi zu werfen.

»Ja«, sage ich schaue in den Rückspiegel. »Du hättest bestimmt eine Stunde oder länger auf den Pannenservice gewartet.«

»Oh«, macht sie. »Autos liegen mir einfach nicht.«

»Ich weiß«, antworte ich. »Sonst hättest du kaum Haarspray in die Lüftung meines Wagens gesprüht, um eine Fliege zu töten.«

Damals war ich kurz davor sie umzubringen. Alles war verklebt, der Schaden war nicht mehr zu revidieren. Zum Glück war der Autohändler ein großer Fan unserer College Footballmannschaft und ich konnte ihn mit Gratistickets davon überzeugen, dass er mir einfach einen neuen Wagen gibt. Sonst hätte mich der Schaden, den Karlie angerichtet hatte, mindestens sechstausend Dollar gekostet. Geld, das ich damals zwar hatte, aber nicht ausgeben wollte.

»Das war keine Fliege, das war ein Falter«, korrigiert sie mich sogleich. »Das Vieh war riesig. Du hättest es sehen sollen.«

»Ich habe es gesehen«, antworte ich sarkastisch. »Es klebte in meiner Lüftung.«

»Siehst du«, meint sie. »Ein Falter.«

Lächelnd sehe ich zu ihr rüber und antworte nicht. Wir wissen beide, dass es eine kleine Fliege war. Karlie tat es damals auch unendlich leid, dass sie mein Auto zerstört hat.

Die Lichter der Straßen ziehen an uns vorbei und wir schweigen für eine ganze Weile. Dabei hängen wir unseren Gedanken nach und es macht den Anschein, dass keiner von uns beiden etwas Falsches sagen möchte. Dass wir eine explosive Mischung sind, haben wir in den letzten Tagen immer wieder sehr eindrucksvoll zur Schau gestellt.

Dennoch gibt es eine Sache, die mich interessiert. Warum hat sie bei Elijah Johnson darauf bestanden, dass Travis statt mir zu dem Fotoshooting geht. Das hat mir nämlich unser Big Boss mitgeteilt. Als ich zufällig erfahren habe, dass er der ausgewählte Spieler sei und nicht ich, bin ich sofort zu Mr. Johnson gegangen. Er war natürlich überrascht, mich zu sehen und noch überraschter über mein Anliegen. Ich bat ihn darum, seine Entscheidung rückgängig zu machen und mich zu schicken. Das lag vor allem daran, dass ich mir gar nicht ausmalen mochte, dass Travis heute an Karlies Seite gewesen wäre. Dass er sie in diesen knappen Outfits an seinen Körper gedrückt hätte und dass er es war, dem sie in der Umkleidekabine so nah kam. Dabei muss ich Karlie zugestehen, dass sie es niemals so weit hätte kommen lassen. Travis lässt sie völlig kalt. Seine Anmachversuche prallen an ihr ab. Sie flirtet nie mit ihm. Mr. Johnson lenkte schnell ein, denn er befand seine ursprüngliche Entscheidung, mich zum Shooting zu schicken, nach wie vor besser.

»Warum hast du darauf bestanden, dass

Travis das Shooting mit dir macht?«, frage ich.

Karlies Kopf fährt herum und sie sieht mich mit großen Augen an. Das hätte ich vielleicht ein bisschen besser verpacken können. Jetzt klinge ich genau wie der eifersüchtige Ex-Freund, der ich auch bin. Scheiße. Am liebsten würde ich frustriert aufs Lenkrad schlagen, aber halte mich im letzten Augenblick zurück.

»Na wegen deines Arms«, ist ihre Antwort. »Ich wollte dir den Trainingstag nicht nehmen.«

»Willst du mich verarschen?«, platzt es aus mir heraus. Es geht genauso ungalant weiter, wie ich dieses Gespräch begonnen habe. Großes Kino, Becks!

»Was ist denn los mit dir?«, fragt Karlie. »Sei doch froh, dass ich dir das ersparen wollte. Dass es nicht geklappt hat, wissen wir jetzt beide.«

»Und dann bestehst du auf Travis?«, knurre ich. »Ausgerechnet auf ihn. Wieso nicht Liam oder Asher? Wieso Travis?« Meine Stimme überschlägt sich beinahe und ich habe keine Ahnung, wo all die Wut kommt. Dass Travis und ich nicht miteinander klarkommen, ist ein offenes Geheimnis. Bei den Cavaliers und in der Liga. Wir werden niemals Freunde und natürlich stört es mich extrem, dass er sich bei jeder bietenden Gelegenheit an Karlie ranschmeißt. Ausgerechnet an Karlie.

»Warum bist du so sauer?«, will sie wissen.

»Ich weiß es nicht«, antworte ich ehrlich und schlage nun doch auf das Lenkrad. »Okay, ich weiß es doch. Ich kann nicht glauben, dass du Travis mir vorziehst.«

Karlie presst die Lippen zu einer schmalen Linie zusammen und schweigt.

»Ich wusste, wie das Shooting ablaufen wird«, antwortet sie. »Deswegen wollte ich Travis.«

»Das verstehe ich nicht.«

Karlie lacht auf und schüttelt den Kopf.

»Mit ihm wäre es niemals so … eskaliert«, flüstert sie. »Bei Travis war ich mir sicher, dass er mich absolut kalt lässt, dass sein halbnackter Körper … du weißt schon.«

»Sich an dich drückt?«, helfe ich ihr aus.

»Auch.«

»Das in der Umkleide«, schneide ich das nächste unliebsame Thema an.

»Wird nie wieder vorkommen«, kanzelt Karlie mich sofort ab.

»Wieso?«, frage ich und setze den Blinker, um in ihr Viertel abzubiegen. Sie wohnt so wie ich in einem ruhigeren Teil von Austin. Dass sie ein Haus statt einer schicken Stadtwohnung besitzt, überrascht mich.

»Ist das nicht klar?«, erwidert sie. »Du kannst mich hier rauslassen.«

Ein schneller Blick auf das Navi verrät mir, dass ihr Haus das nächste ist. Die Einfahrt ist leer und im Vorgarten brennen einige Lichter. Es sieht nicht so aus, als würde hier eine millionenschwere Geschäftsfrau wohnen. Lediglich die doppelte Garage und das erste Obergeschoss lassen vermuten, dass das Haus doch ein bisschen groß für sie allein ist.

»Ich lasse dich doch nicht zwei Meter vor deiner Haustür raus«, antworte ich und fahre in die Einfahrt.

Die Fassade ist aus weißen Kalksteinen erbaut und hat ein schwarzes Schieferdach. Auf der kleinen Veranda steht eine Hollywoodschaukel. Es ist sehr einladend. Karlie träumte immer von einem Haus im Grünen mit Garten und genügend Platz für eine Familie. Ich vermag nicht zu hinterfragen, ob sie dieses gefunden hat. Einen Partner hat sie nicht, das weiß ich, aber wer sagt, dass sie niemand datet? Nein, das tut sie nicht! Karlie würde nicht mit mir in die Kiste springen und gleichzeitig einen netten Mann an der Angel haben.

»Sieht schön aus«, sage ich und sehe zu ihr herüber. Sie hat den Sicherheitsgurt bereits gelöst und ihre Hand liegt an der Tür, um sie zu öffnen.

»Danke«, erwidert Karlie lächelnd. »Ich habe es letztes Jahr gekauft.«

»Wo hast du vorher gewohnt?«, will ich wissen.

»In einer Wohnung in der Stadt, aber ich brauchte ein wenig Abstand von dem ganzen Trubel und wollte meine Ruhe«, erklärt sie. »Es kann mit deiner Villa sicher nicht mithalten, aber es ist schön. Es ist meins.«

»Es muss mit meiner Villa nicht mithalten, wenn du dich wohlfühlst.«

Karlie legt den Kopf schief und grinst. »Also gibst du zu, dass du eine Villa hast?«

Ich lache leise.

»Das tue ich«, antworte ich. »Eine ziemlich große. Viel zu groß für mich, aber mein Manager und Asher meinten, dass es genau das richtige für mich ist.«

»Fühlst du dich dort zu Hause?«, fragt Karlie und sieht zu ihrem Haus.

»Meistens«, antworte ich ehrlich. »Es ist viel mehr All in One. Arbeiten, Wohnen, Trainieren. Alles, was ein Footballstar braucht, um nicht vor die Tür zu müssen.«

»Verstehe.« Sie nickt. »Du hast es weit gebracht.«

Karlies Blick ist leer und sie öffnet die Tür. Als sie aussteigen will, greife ich nach ihrer Hand und halte sie somit auf.

»Wie meinst du das?«, frage ich. »Dass ich es weit gebracht habe.«

»Du hast alles, was du dir jemals erträumt hast«, sagt sie. »Eine Villa, deinen Traumjob, dicke Autos …« Karlie streicht gedankenverloren über die Ledervorrichtung des Handschuhfachs. »Das Einzige, was du machen musstet, war es, dass du es in die NFL schaffst, David.«

Mein Herz zieht sich schmerzhaft zusammen, denn dieser Traum in die NFL zu kommen, hat mir die Frau genommen, die ich über alles geliebt habe. Damals war ich mir sicher, dass ich mit Karlie die Richtige gefunden habe. Die Frau an meiner Seite, mit der ich alt wer-

111

de. Natürlich auch die Frau, die den Weg in die NFL mit mir geht. Durch ihre damals schon sehr gut laufenden Fitnessvideos und dem langsamen Aufbau ihres Unternehmens hätte sie von überall in den Staaten Karriere machen können. Doch das wollte sie nicht, was ich bis heute nicht verstehe. Noch viel weniger verstehe ich, dass sie nie in Betracht zog, offen mit mir zu sprechen. Denn scheinbar lag bei uns mehr im Argen, als es den Anschein machte.

»Karlie ich …«

»Oh, sorry«, meint sie. »Du nennst dich jetzt offiziell Becks.«

»Nein, das meine ich nicht«, erwidere ich. »Ja, ich habe alles, was ich mir damals erträumt habe, aber …«

»Nichts aber«, unterbricht sie mich und öffnet endgültig die Tür. Kühle Luft strömt ins Innere des Wagens und lässt mich durchatmen. »Danke fürs Fahren.«

Karlie steigt aus, ehe ich reagieren kann. Sie schlägt die Tür hinter sich zu und öffnet die hintere Tür, um ihre Reisetasche rauszunehmen.

»Karlie!«, rufe ich, als sie auch diese Tür schließt und springe aus dem Auto. »Wieso rennst du denn jetzt weg?«

»Ich renne nicht weg«, kommt es prompt von ihr.

»Ach ja?«, will ich wissen. »Tust du das nicht? Hast du das nie getan?«

»Was willst du von mir?«, faucht sie. »Danke, dass du mich gefahren hast. Man sieht sich.«

»Du hättest das alles auch haben können«, spiele ich auf

meinen Reichtum an. »An meiner Seite.«

Karlie, die bereits weiter gegangen war, fährt herum.

»Ach ja, hätte ich das wirklich alles haben können? An deiner Seite«, zischt sie. »Du konntest mich doch gar nicht schnell genug loswerden, umso näher der Draft rückte.«

»Was?«, frage ich verwirrt. »Wovon sprichst du?«

Natürlich weiß ich, wovon sie spricht, aber ich weiß nicht, wie sie das in den Zusammenhang bringen will. Ich habe die Beziehung nur beendet, um ihr zuvorzukommen. Mein Ego ließ es damals nicht zu, dass sie Schluss macht, und ich wollte es nicht unnötig in die Länge ziehen, bis Karlie endlich einen Schlussstrich zieht.

»Von den Gesprächen mit Asher, deinem damaligen ach so tollen Management, die dir geraten haben, mich abzuschießen, bevor es in die NFL geht!«, schreit sie mich an. »Dass man dich als Single viel besser vermarkten kann. Glückwunsch, das haben sie auch wunderbar hinbekommen!«

»Okay warte mal«, erwidere ich und gehe auf sie zu. »Ich habe dem nie zugestimmt. Das war für mich keine Option, bis ich gehört habe, dass du zu Ruby gesagt hast, dass es für dich vorbei ist. Dass du keine Zukunft mehr mit mir siehst, wenn ich in die NFL gehe.«

Ihre Augen weiten sich, als würde sie das erste Mal von diesem Gespräch hören.

»Das hast du gehört?«

»Ja!«, antworte ich sauer. Die Hände in die Taschen meiner Hose geschoben, sehe ich Karlie an. »Also wer hat hier wen verlassen, hm?«

Statt mir zu antworten, beschimpft sie mich erneut als >Arschloch< und rennt ins Haus.

»Karlie!«, brülle ich. »Komm zurück!«

Natürlich kommt sie nicht zurück und als ich sehe, dass in der Nachbarschaft allmählich die Lichter angehen und sie mich möglicherweise beobachten, steige ich in meinen Wagen und fahre davon.

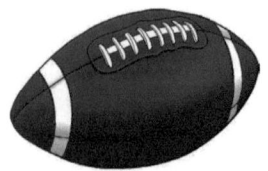

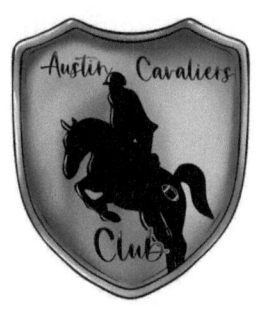

8. Kapitel

Becks

Austin Cavaliers Facility, ein paar Tage später

Das erste Spiel der Saison war eine absolute Blamage. Nicht nur, dass wir viel zu hoch verloren haben, wir haben nicht einen sauberen Touchdown ausgespielt. Meinen persönlichen Tiefpunkt hatte ich dann im dritten Viertel, als ich die zweite Interception des Abends warf. Coach Sanders Kopf war so hochrot, als er mich in der Kabine, nach dem Spiel anschrie, sodass ich kurzzeitig glaubte, er platzt. Ich hatte es verdient, wir alle. Das Spiel war eine Katastrophe und ich sehe das blöde Grinsen der Berkeley Bees Spieler immer noch vor mir. Dann noch der überheblich inszenierte Kuss ihrer Eigentümerin Savannah Belfast mit ihrem Kicker-Freund Paco Alvarez.

»Kopf hoch.« Asher drückt meine Schulter,

auch wenn das durch die Protektoren kaum zu spüren ist. »Das nächste Spiel wird besser.«

»Hm«, mache ich und stoße die Tür zum Trainingsplatz auf. Die Jungs sammeln sich bereits und werfen die ersten Bälle, als wir ankommen.

»Hey Becks!«, ruft Liam. »Interception gefällig?«

»Fick dich!«, schreie ich über das Grölen der anderen Teammitglieder hinweg. »Das wäre nicht passiert, wenn ihr mich gedeckt hättet.«

»Natürlich nicht«, schmunzelt Liam und kommt zu mir rüber. »Nimm es nicht so schwer, Mann. Das passiert jedem Mal.«

»Danke«, sage ich und lächle ihm zu.

»Wenn ihr dann damit fertig seid, eure Bienenstiche zu verarzten!«, brüllt Coach Sanders über das Feld mit der Anspielung auf unseren letzten Gegner. »Würde ich gern mit dem heutigen Training beginnen. Becks!«

Mein Gott, muss der Mann immer so bellen.

»Ja Coach?«, frage ich.

»Schwing dich in deine Trainingsklamotten.«

»Ich trage Trainingsklamotten«, antworte ich irritiert.

»Nicht diese«, meint er. »Die mit der süßen pinken Blume auf deiner Brust. Du gehst heute zu Karlie. Individuelles Training.«

Bitte was? Das kann er doch nicht machen. Ich will mit den Jungs trainieren, um das erste Heimspiel der Saison nicht zu vergeigen.

»Jetzt?«, frage ich.

»Nein in zwei Stunden!«, brüllt er, obwohl ich direkt vor ihm stehe. »Natürlich jetzt. Sie wartet auf dich.«

Mir liegt es auf der Zunge, ihm Kontra zu geben und mich zu weigern, eine alleinige Fitnesseinheit bei Karlie zu machen, aber dann rastet der Coach komplett aus. Im schlimmsten Fall suspendiert er mich und ich darf am Wochenende von der VIP-Tribüne zusehen. Darauf habe ich noch weniger Lust.

»Schön«, murre ich und lasse ihn dennoch wissen, dass ich diese Entscheidung überhaupt nicht teile. »Bis später, Leute.«

Coach Sanders werfe ich noch einen tödlichen Blick zu, ehe ich an ihm vorbeigehe, zurück zum Trainingsgebäude. Genervt reiße ich die Tür auf und stampfe durch den langen Gang bis zum Fitnessraum, in dem Karlie schon auf mich wartet.

Die langen Haare zu einem hohen Pferdeschwanz zusammengebunden, schmeichelt ihr enges Trainingsoutfit mal wieder ihrem sexy Körper.

»Hey«, begrüße ich sie und sie sieht von ihrem Smartphone auf.

»Hi«, erwidert sie und legt es zur Seite. »Wir können loslegen.«

Gut, wir fragen also auch nicht mehr, wie es uns geht. Das hätte ich mir fast denken können nach dem Streit vor ihrer Haustür. Der auch maßgeblich daran schuld war, dass ich so beschissen gespielt habe am Wochenende. Ich bekam die Unterhaltung mit Karlie einfach nicht mehr aus meinem Kopf. Egal, wie sehr ich mich angestrengt habe, habe ich mich immer wieder gefragt, wieso sie davon ausging, dass ich mit ihr Schluss mache. Das ist totaler Blödsinn, das wollte ich nie. Letztendlich habe ich es nur getan, weil ich ihr zuvorkommen wollte. Es war doch gelaufen, oder? Das Gespräch mit Ruby sagte alles. Warum also nicht alles beenden, bevor wir uns wochenlang quälen.

»Was hast du vor?«, frage ich.

»Wir arbeiten mit deinem Arm«, sagt sie und reicht mir ein Thera-Band.

»Ist das dein Ernst?«, will ich wissen. Im Grunde kann sie nichts für meine schlechte Laune, sondern Coach Sanders. Der ist aber nicht hier und meine Laune wäre auch nicht so mies, wenn Karlie mir nicht wieder und wieder im Kopf herumgeistern würde. So gesehen kann sie doch etwas für meine Laune. Ich bin sauer über ihre pure Anwesenheit. »Ich sollte draußen auf dem Feld sein und mit den Jungs trainieren und nicht irgendwelche beschissenen Übungen mit dir machen.«

»David.« Sie sieht mich müde an. »Ich habe keine Lust auf Streit, ja? Nimm das Band und lass uns die Einheit zusammen machen. Coach Sanders hat gesagt, dass dein Arm noch Zeit braucht.«

»Dafür haben wir Physiotherapeuten«, schnappe ich. »Ich brauche dich nicht.«

»Das weiß ich«, erwidert sie nun ebenso angepisst. »Fang jetzt gefälligst mit den Übungen an.«

Karlie hält mir unentwegt das Thera-Band hin, das ich ihr schließlich aus der Hand reiße.

»Wir fangen mit langsamen Dehnübungen an und fahren mit den Hanteln fort, um zu sehen, ob du die Spannung halten kannst.«

Ich sehe sie weiterhin fragend an. Natürlich kann ich die Spannung halten, das ist lächerlich. Nein, das ist sogar Schikane. Von ihr und vom Coach.

»Komm hier noch etwas höher«, sagt Karlie und drückt ihre Finger unter meinen rechten Ellenbogen. Ich komme ihrer Anweisung nach. »So ist gut.«

Ihr Körper berührt meinen und ich halte ungewollt die Luft an, um ihre Präsenz nicht noch deutlicher zu spüren. Mein Körper ist alles andere als gut darin, ihr zu widerstehen. Das habe ich letzte Woche beim Shooting schon nicht auf die Reihe bekommen. Was habe ich mich auch dazu hinreißen lassen, sie kurz vorher auf dem Tisch in der Umkleide zu fingern.

Nach dieser Trainingssession werde ich zu Mr. Johnson gehen und ihm sagen, dass ich darauf bestehe, nicht mehr mit Karlie zusammenarbeiten zu müssen. Als sein Quarterback und Superstar wird er diesem Wunsch nachkommen.

Mit diesem neuen Vorsatz nehme ich am Training teil.

*

Mit vor der Brust verschränkten Armen und grimmigem Gesichtsausdruck steht Elijah Johnson vor mir.

»Nicht mehr mit Ms. Bloomberg arbeiten«, wiederholt Mr. Johnson mein Anliegen. »Habe ich das richtig verstanden?«

»Ja«, antworte ich. Gleich nachdem sie das Training beendet hatte, bin ich zu Mr. Johnson gegangen, um ihm zu sagen, dass ich zukünftig nicht mehr mit Karlie arbeiten werde. Ja, richtig, *werde* nicht *möchte*. Damit habe ich definitiv keinen bittenden Ton angeschlagen, sondern einen fordernden. Es funktioniert einfach nicht. In all meinem Tun spiegelt sich das schlechte Verhältnis zu meiner Ex-Freundin wider. Allein schon, dass ich Pässe werfe wie ein Amateur, sagt alles über meine aktuelle Verfassung.

»Becks hören Sie«, meint er und atmet schwer aus. »Das ist hier kein Wunschkonzert.«

Er geht nicht darauf ein, das habe ich mir bereits gedacht.

»Die Arbeit mit Karlie bringt mir nichts«, lüge ich meinen obersten Boss eiskalt an, weil ich ihm nicht sagen will, dass Karlie meine Ex-Freundin ist und wir es fast in einer Umkleidekabine getrieben hätten.

»Was ist wirklich los?«, fragt er und schiebt die Hände in die Taschen seiner Hose. Jetzt ist seine Haltung zwar nicht mehr ganz so angespannt, wie mit den verschränkten Armen vor der Brust, aber besser macht es das auch nicht. »Und ich hätte gerne die Wahrheit.«

Ich presse die Lippen zusammen und weiche seinem Blick aus. Toller Auftritt, ich weiß, aber ihm sagen, dass sie meine Ex-Freundin ist? Nein.

»Fassen wir doch mal zusammen«, reißt er das Gespräch wieder an sich. »Karlie ist Rubys beste Freundin und Sie waren mit Ruby ebenfalls auf der Texas State University. Dann Ihr merkwürdiger Auftritt, nachdem ich entschieden habe, dass Travis zum Shooting geht und nicht Sie ...« Mr. Johnson holt Luft und sieht mich an. »Woher kennen Sie Karlie und was ist das Problem?«

Ich stöhne auf und werfe den Kopf in den Nacken.

»Meine Geduld ist nicht endlos«, knurrt er. »Jetzt Becks!«

»Sie ist meine Ex-Freundin«, sage ich und schaue ihn vorsichtig an. »Wir haben uns nicht im Guten getrennt und seit sechs Jahren nicht gesehen, bis sie hier angefangen hat zu arbeiten. Es ist alles nicht optimal verlaufen. Genau so geht es auch weiter und nun ja ... darum kann ich zukünftig nicht mehr mit ihr arbeiten.«

»Das ist alles?«, fragt er und sieht mich genervt an. »Karlie ist Ihre Ex-Freundin und darum dieses Theater?«

»Das ist kein Theater«, wehre ich ab. »Wir können nicht zusammenarbeiten. Es funktioniert nicht. Wir schaffen kein Training ohne Streit.«

»Becks!« Mr. Johnson stößt die angehaltene Luft aus. »Wie lange sind Sie Profi?«

»Seit über sechs Jahren«, antworte ich.

»Und wie oft kam es vor, dass Sie mit jemand die Zusammenarbeit nicht fortführen wollten?«, fragt er weiter.

Natürlich kam das vor, das ist doch gar nicht zu vermeiden. Vor allem in diesem Business. Spieler, Coaches, Staff-Mitglieder kommen und gehen.

Ach fuck! Jetzt hat er mich. Als Profisportler muss man das abkönnen und weitermachen.

»Ich hab's kapiert«, sage ich angefressen. »Wir kriegen das hin.«

»Sehr gut.« Nun schleicht sich ein Grinsen auf seine Lippen. »Sonst noch was?« Er deutet auf seinen vollgeladenen Schreibtisch. »Ich muss arbeiten.«

»Nein, nichts«, sage ich und nicke ihm zu. »Danke für ihre Zeit, Mr. Johnson.«

»Immer gerne, Becks«, meint er. »Und falls es Sie aufmuntert: Karlie hält viel von Ihnen als Sportler.«

Als Sportler, super. Ja, das muntert mich garantiert auf. Ironie aus. Allerdings stelle ich mich besser, wenn ich Mr. Johnson nicht mehr nerve und jetzt einfach gehe.

Von Mr. Johnsons Büro trete ich den Weg in die Kabine an, um zu duschen und die Facility für heute zu verlassen. Mir reicht es wirklich.

Erst darf ich das Training nicht absolvieren, dann korrigiert Karlie für eine Stunde meine Haltung und zu guter Letzt rügt mich mein Boss, dass ich mich wie ein Profi verhalten soll.

In der Kabine gehe ich zu meinem Spind, ziehe mich aus und wickle mir ein frisches Handtuch um die Hüften. Das Gute an meinem Einzeltraining und dem deprimierenden Gespräch mit Mr. Johnson ist, dass die Jungs bereits alle nach Hause gefahren sind und ich meine Ruhe habe. Das Letzte, was ich gebrauchen kann, sind ihre blöden Fragen wie es allein mit Karlie war und wo ich mich danach rumgetrieben habe. Ashers Kommentare per Kurznachrichten reichen völlig aus. Noch einundfünfzig weitere Meinungen brauche ich nicht.

Umso näher ich den Duschräumen komme, desto deutlicher höre ich Wasser laufen. Vermutlich hat mal wieder einer dieser Idioten das Wasser angelassen.

Als ich die Duschräume betrete, steht da keiner meiner Kollegen vor mir, sondern Karlie. Was zur Hölle geht hier vor sich?

Sie hat mir den Rücken zugewandt, sodass alles, was ich sehen kann, ihr heißer Hintern ist. Die langen blonden Haare kleben nass an ihrem Rücken, während sie mit den Händen das Shampoo einarbeitet. O Fuck! Das ist nicht gut, das ist gar nicht gut. Dieser Anblick ist zu viel für mich. Vor allem hat das nichts mit einem Arbeitsverhältnis zu tun. Karlie und ich sind Kollegen, das hat Mr. Johnson auch noch mal klar gemacht. Auf keinen Fall kann sie nackt in der Mannschaftsdusche stehen. Nicht nur ich, sondern jeder andere Spieler hätte reinkommen können und sie so sehen.

Sexy und splitterfasernackt!

Umso länger sie unter dem Wasserstrahl steht, desto mehr Shampoo wäscht sie hinaus. Fasziniert beobachte ich, wie der weiße Schaum aus ihren Haaren, über ihren Hintern und ihre Schenkel zu Boden fließt. Anschließend greift sie nach der nächsten Packung mit Duschgel. Der Deckel öffnet sich mit einem Klacken, das viel zu laut in meinen Ohren widerhallt, ehe sie es zurück auf die Fliesenmauer stellt und dann ihren Körper einseift. Ich weiß, dass ich meinen Blick abwenden muss, dass ich an etwas anderes denken muss, und verschwinden sollte. Irgendwas tun oder an irgendwas denken, dass mir keine Erektion beschert und mich verdammt noch mal dazu bringt, die Beine in die Hand zu nehmen und die Duschräume auf der Stelle zu verlassen, aber ich schaffe es nicht. Vielmehr noch – ich sehe Karlie zu. Weil ich das in der Vergangenheit schon so oft getan habe, weil ich weiß, wie ihr nackter Körper unter der Dusche aussieht und wie sie sich einseift. Sie ging früher immer nach dem gleichen Muster vor. Als sie den Kopf in den Nacken legt, scheint es immer noch so zu sein. Mit dem kleinen, aber feinen Unterschied, dass wir uns nicht im Badezimmer unserer alten Wohnung befinden, sondern in der Mannschaftsdusche der Austin Cavaliers. Sie wird mich nicht bitten, dass ich mich zu ihr unter die Dusche stelle, so wie früher.

Außerdem weiß ich, dass ich entweder schweigend gehen sollte oder auf der Stelle etwas sagen. Sie anzustarren, während sie denkt, sie sei allein, ist nicht cool. Es ist sogar ziemlich scheiße. Scheiße ist auch, dass ich es nicht schaffe meine Erregung zu unterdrücken. Mein Schwanz stellt sich unweigerlich unter dem Handtuch auf. Frustriert drücke ich ihn runter. Das führt dazu, dass ein Stöhnen meine Kehle verlässt.

Karlie wirbelt herum und sieht mich mit weit aufgerissenen Augen an.

»David!«, entfährt es ihr kreischend und sie bedeckt ihre Blöße mit ihren Händen. »Was tust du hier?«

Karlies Blick strotzt immer noch vor Panik, aber dennoch lässt sie es sich nicht nehmen, ihren Blick über meine nackte Brust, den durchtrainierten Bauch und letztendlich über meine tätowierten Arme schweifen zu lassen.

»Ich lache, weil du dich bedeckst, obwohl ich dich schon oft genug nackt gesehen habe«, antworte ich und sie gibt einen frustrierten Laut von sich. »Und außerdem ist das die Mannschaftsdusche. Die Frage ist also: Was tust du hier?«

Das Wasser läuft immer noch und tatsächlich nimmt sie ihre Hände von ihren Brüsten und ihrer Mitte, um sich das Wasser aus dem

125

Gesicht zu streichen. Das animiert meinen Schwanz dazu, direkt noch härter zu werden. Denn sie ist so verdammt scharf. Karlie hatte noch nie große Brüste, aber das war nie ein Problem für mich. Sie passten schon immer perfekt zu ihrem Körper. Das tun sie immer noch. Wie ferngesteuert bewege ich mich auf meine Ex-Freundin zu.

»Keinen Schritt weiter!«, warnt sie mich und hält mir drohend den Zeigefinger entgegen. »Meine Dusche ist kaputt und hier war niemand.«

Sie ignorierend, gehe ich weiter auf sie zu. Karlie zuckt nicht zurück, sondern sieht mich an. Die Wassertropfen perlen an ihren langen Wimpern ab und benetzen ihre Wangen. Sie ist so wahnsinnig schön.

»Du bist so schön«, flüstere ich und streiche ihr eine Haarsträhne zurück, die an ihrer nassen Wange klebt.

»Ist das so?«, erwidert sie keck.

»Auf jeden Fall«, antworte ich und lächle sie an. Karlie erwidert mein Lächeln und streicht mit ihren Fingern über meine nackte Brust. Mein Körper erschaudert und mein Herz schlägt schneller. Von dem Vorfall in der Umkleidekabine mal abgesehen, waren wir uns nie wieder so nah wie jetzt.

»Karlie«, krächze ich erregt. »Ich will dich.«

Das will ich definitiv, denn mein Schwanz spannt unter dem Handtuch enorm.

»Okay«, erwidert sie keuchend und

schmiegt ihren nackten Körper an meinen. Ihre Finger tanzen über meine Brust und meinen Bauch. Sie zieht die Furchen meines Sixpacks nach, bis sie am Bund des Handtuchs angelangt ist. »Komm näher.«

»So nah?«, flüstere ich und küsse ihren Hals. Karlie seufzt leise und löst das Handtuch von meinem Körper. Es fällt zu Boden und ich kicke es mit meinem Fuß weg, solange es noch nicht komplett mit Wasser vollgesogen ist.

Dann schiebe ich sie zurück, bis ihr Rücken gegen die Wand stößt.

Meine Hände fahren über ihre Seiten bis zu ihrem Hintern, den ich umschließe. Er fühlt sich großartig an. Mit einem Ruck ziehe ich Karlie an mich und hebe sie auf meine Arme. Eine Gänsehaut überzieht meinen Körper und Lust strömt durch meine Venen. Ich bin so verdammt bereit für sie. Das Wasser plätschert immer noch auf uns herunter und ich mache einen Schritt nach vorn, sodass ich sie zwischen der Wand und mir einkesseln kann. Karlie stöhnt leise, als meine Spitze ihre Falten teilt.

Doch bevor ich gänzlich in sie eindringe, halte ich inne.

»Wir haben kein Kondom«, presse ich hervor.

»Ich nehme die Pille«, sagt sie und sucht meinen Blick. »Und ich bin sauber.«

»Das hätte ich nie in Frage gestellt«, antworte ich wie aus der Pistole geschossen. Denn es ist die Wahrheit. Auch wenn ich keine Ahnung habe, mit wie vielen Männern sie, seitdem wir auseinander sind, geschlafen hat. Es geht mich auch nichts an, denn ich habe mich auch nicht wie ein Chorknabe verhalten in den letzten sechs Jahren. Dennoch vertraue ich Karlie insoweit, dass sie meine Gesundheit und auch ihre eigene nie einem Risiko aussetzen würde.

Ich suche Karlies Blick und sehe ihr in die Augen, bevor ich tief in sie eindringe. Wir stöhnen auf und sie krallt ihre Finger in meine Schultern, als ich anfange mich in ihr zu bewegen.

Das Wasser prasselt noch immer auf uns herunter, läuft über unsere erhitzten Körper, während ich mich immer wieder Stoß für Stoß in ihr versenke.

Ihre Lippen suchen meine und ich erwidere den Kuss leidenschaftlich. Stöhnend presse ich sie gegen die Wand und gebe ihr mehr Raum in unserem Kuss.

»Härter David«, keucht sie in den Kuss hinein und ihr Becken wippt auf und ab. Ihrem Wunsch komme ich nur zu gerne nach. Heftiger stoße ich in sie. Karlies Wände umschließen mich mit jedem Stoß ein wenig fester und als ich kurz davor bin zu kommen.

Unser Stöhnen hallt durch die Duschräume bis in die Kabine vor. Gott, ich bin mir sicher, dass wenn noch irgendwer hier ist, wird dieser jemand uns ganz sicher hören. Fuck, das ist so verboten und heiß zugleich.

Karlie bäumt sich über mir auf, ihre Fersen

pressen sich in meinen Hintern und ihre langen Fingernägel hinterlassen Striemen auf meinen Schultern.

»Ich bin gleich so weit«, lasse ich sie wissen und gehe ein Stück in die Knie, um von unten tief in sie zu stoßen.

»O David!« Ihr Stöhnen und Keuchen ist wie Musik in meinen Ohren. Die beste Platte, die ich jemals gehört habe und ich könnte sie immer wieder hören.

Wir kommen gemeinsam. Wieder und wieder entleere ich mich in ihr und lasse meine Stirn gegen ihre fallen.

»Wow«, flüstere ich.

»Hm«, meint Karlie matt und wir verharren für einige Sekunden in dieser Position. Ihr ungleichmäßiges Atmen fällt auf die erhitzte Haut meines Halses.

Doch auf einmal stemmt sie ihre Hände gegen meine Schultern und versucht Abstand zwischen uns zu bringen.

»Lass mich runter! Sofort!«, fordert sie mich auf.

Perplex, welchen Sinneswandel sie gerade durchmacht, sehe ich sie an. Hoffe, dass ich sie umstimmen kann, denn wenn es nach mir geht, sollte es jetzt noch nicht enden. Als sie allerdings erneut mit den Händen gegen meine Schultern drückt, um mich von sich zu schieben, gebe ich nach. Vorsichtig stelle ich sie auf dem Boden ab und trete von ihr zurück.

Panik liegt in ihrem Blick, die dafür sorgt,

dass sich mein Herz schmerzhaft zusammenzieht. Sie bereut es, ganz eindeutig.

»Karlie ich …«, starte ich einen Versuch, mit
ihr zu reden, aber sie stoppt mich sofort.

»Das hätte nie passieren dürfen«, schnappt
sie. »Niemals. Ich … du … wir … ich muss los.«

Dann rauscht sie ohne ein Wort an mir vorbei aus den Duschräumen.

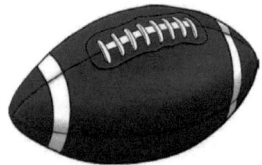

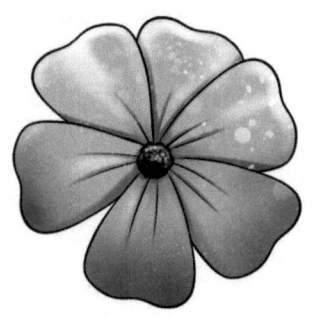

9. Kapitel

Karlie

Cavaliers Ranch Field, eine Woche später

Kick-Off für das erste Heimspiel der Cavaliers in dieser Saison ist in weniger als einer Stunde. Das Cavaliers Ranch Field, die Heimstätte der Austin Cavaliers, ist bis auf den letzten Platz besetzt. Nach der Blamage letzte Woche in Berkeley haben die Spieler einiges wieder gutzumachen bei den Fans.

Obwohl ich Football mag und mir die Spiele immer wieder im Fernsehen oder auch mit Ruby im Stadion ansehe, laufe ich nicht sonderlich motiviert hinter Ruby her zur Sideline. In den letzten Jahren, wenn ich sie begleitet habe, habe ich mich immer unter einem Vorwand in die Loge verzogen. Doch das zieht bei Ruby nicht mehr. Als wäre das nicht alles schon schlimm genug, hat das Biest mich auch noch in ein Trikot gesteckt. Ich wollte den Spielern, insbesondere David, nicht begegnen.

Seitdem ich für die Cavaliers arbeite, lässt Ruby diese Ausreden nicht mehr gelten. Auch in Bezug auf David, weil wir in Kontakt stehen und es für meine beste Freundin keinen Grund mehr gibt, dass ich ihn meide.

Mein Blick gleitet über das Feld und natürlich bleibe ich an David hängen. Er steht neben seinem Quarterback Coach und spricht mit ihm. Dabei zeigt er immer wieder auf den Wrist-Coach und checkt die Spielzüge. Währenddessen fährt er sich durch die Haare, was verdammt sexy aussieht. Natürlich sieht es sexy aus, weil der Mann Sex auf zwei Beinen ist. Nichts an David ist unattraktiv. Ich weiß, wovon ich spreche, immerhin kam ich erst letzte Woche in den Genuss seines wunderbaren Körpers. Wie er mich an die Wand der Dusche drückte und mir den Verstand rausfickte. Das im wahrsten Sinne des Wortes. Wie kann man nur so unvorsichtig und blöd sein, wie wir in diesem Moment. Nicht nur, dass wir es in einer öffentlichen Dusche getrieben haben, nein, wir haben auch auf ein Kondom verzichtet. Dabei müsste ich mit neunundzwanzig Jahren schlau genug sein, dass man beim ersten Mal immer ein Gummi benutzt. Gerade wenn der ausgewählte Sexualpartner keine Jungfrau Maria ist. Ich seufze und bin genervt von meinen eigenen Gedanken. David und ich hatten Sex. Einen One-Night-Stand. Mehr war es nicht, denke ich.

Während unserer Beziehung haben wir nur ein halbes Jahr mit Kondom miteinander geschlafen. Danach haben wir uns auf die Pille verlassen und es ist nie etwas passiert. Darum wird auch dieses Mal nichts passiert sein. Ich sollte mich beruhigen.

»Karlie?«, fragt Ruby und holt mich ins Hier und Jetzt zurück.

»Ja?«, frage ich und schließe den Abstand zwischen uns. Nicht nur, dass ich in Gedanken versunken bin, ich habe auch noch vergessen weiterzulaufen.

»Schaust du jemandem nach?«, fragt sie. »Jemandem mit der Nummer zehn?«

»Nein«, antworte ich schnell. Für meine beste Freundin zu schnell, denn ihre Augenbrauen wandern in derselben Geschwindigkeit in die Höhe. Damit habe ich mich verraten, denn Ruby weiß sofort, dass etwas nicht stimmt.

»Hey Ruby!«, ruft Liam und joggt auf uns zu. Sofort ist sie abgelenkt und strahlt den Running Back an. »Hi Karlie«, begrüßt er mich.

»Hi«, sage ich. »Viel Glück heute.«

»Glück?«, erwidert Liam und grinst mich an. »Brauchen wir das?«

»Besser als Hals– und Beinbruch, oder?«, wende ich ein.

»Vermutlich«, stöhnt er und wendet sich wieder an Ruby. »Sag deinem Dad, dass er gnädig mit uns sein soll.«

»Doch so schlimm?«, fragt sie.

»Nein, es ist nur …«

»Hey.« David tritt neben Liam und lächelt uns an. »Schön, dass ihr da seid.«

»Wir dachten ein wenig Support vor Ort kann nicht schaden«, antwortet Ruby. »Stimmt's Karlie?«

Auffordernd sieht meine beste Freundin mich an, und auch die Blicke von David und Liam ruhen auf mir.

»Stimmt«, antworte ich. »Alles für den Verein.«

Davids Blick schwankt zwischen ungläubig und belustigt über meine Aussage. Aber er sagt nichts. Im Gegensatz zu Liam: »So wollen wir das hören«, meint er. »Stimmt's Becks?«

David sieht zu seinem Kollegen und dann wieder mich an.

»Stimmt«, antwortet er ebenfalls. »Wir tun alles für den Verein. Egal wann und wo.«

Während er das sagt, sieht er mich unentwegt an. Was bitte soll das heißen, dass wir alles tun, egal wann und wo? Möchte er damit auf eine bestimmte Situation anspielen? Vielleicht vor einer Woche, in der Dusche. Ich antworte nicht.

»Wir müssen los«, sagt David und klopft Liam auf die Schulter, um ihn zum Mitkommen zu animieren. »Bis dann.«

»Bis dann«, sage ich und auch Liam und Ruby verabschieden sich.

Ich weiß nicht, wie ich seine Reaktion einschätzen soll. Dass er mir mit der Aussage einen reinwürgen wollte, war klar. Warum sollte er sich sonst so doppeldeutig ausdrücken? Wieso ist er schon wieder so? Dass ich ihn nach dem Sex recht ruppig von mir geschoben habe, war nicht nett. Das weiß ich, aber als mein Gehirn langsam wieder funktionierte und mir bewusst wurde, was wir getan haben, wollte ich nur noch weg.

In den kommenden Minuten begrüßen wir Rubys Dad, aber ich höre kaum zu. Mich beschäftigt immer noch die Begegnung mit David.

»Was ist eigentlich los mit dir?«, fragt Ruby in der Loge angekommen.

»Was soll los sein?«, erwidere ich ausweichend und greife nach einer Flasche Wasser, die in einer Wanne neben dem Buffet liegt.

»Becks und du«, deutet meine beste Freundin an. »Da waren ganz komische Schwingungen.«

»Da war gar nichts«, erwidere ich genervt.

»Doch«, widerspricht Ruby. »Ihr habt euch wirklich merkwürdig verhalten. Vor allem du. Sonst bist du nie so … schüchtern in seiner Nähe.«

Dass ich schüchtern war, würde ich nicht sagen. Rückblickend habe ich nicht mit ihm geredet und er hat mir den doofen Spruch mit dem Verein gedrückt.

»Ich habe mehr mit Liam geredet«, rede ich mich raus. »Der aber eindeutig mit dir geflirtet hat.«

Ich stoße Ruby leicht an und ihre Wangen färben sich rosa.

»Sag sowas nicht«, flüstert sie.

»Wieso nicht?«, erwidere ich.

»Liam ist nett, weil wir Freunde sind.«

»Blödsinn«, widerspreche ich ihr sofort. »Er hat mit dir geflirtet. Hallo? Allein die Frage nach deinem Dad und wie er die Jungs behandeln soll, war ein Flirt.«

»Karlie.« Sie seufzt. »Liam will nichts von mir. Er wurde erst letztens wieder mit Bethany Andrews fotografiert.«

Bethany Andrews ist ein Reality-Star und Influencerin, mit der Liam seit Monaten eine Affäre hat. Ruby gibt es nicht zu, aber es macht ihr sehr zu schaffen, dass er mit diesem Zahnstocher mit Ballon-Busen ausgeht. Ruby hat sexy Kurven, aber ist von 90-60-90 weit entfernt. Das ist aber gar nicht schlimm, denn sie ist eine absolute Schönheit. Ihre roten Haare sind ihr Markenzeichen. Auch heute sieht sie wieder wunderbar aus in dem dunkelblauen Cavaliers Trikot und einer schlichten schwarzen Jeans. Viele Männer reißen sich um sie. Sie hat immer wieder Dates, aber leider will sie genau den einen Mann, der sich überhaupt nicht für sie interessiert. Denkt sie zumindest. Zack flüstert mir das Teufelchen auf der Schulter zu, dass es mir mit David genauso geht.

»Vergiss Bethany«, nehme ich unser Gespräch wieder auf. »Du musst nur dranbleiben.«

»Jaja«, murrt sie. »Becks und du! Was ist da los?«

Ich seufze und sehe auf das Spielfeld herunter, wo gerade die amerikanische Fahne ausgebreitet wird und eine bekannte Countrysängerin sich bereit macht, die Hymne zu präsentieren.

»Wir hatten Sex«, gestehe ich meiner besten Freundin und Ruby lässt vor Schreck ihre Flasche fallen.

»Was?«, kreischt sie. »Das kannst du mir doch nicht so im Vorbeigehen sagen.«

»Ich stehe neben dir, und gehe nicht an dir vorbei«, antworte ich mit einem sarkastischen Unterton.

»Du weißt, wie ich es meine«, erwidert sie. »Wann und wo?«

»Letzte Woche«, antworte ich und setze mich auf einen der Ledersessel hinter uns. Ruby setzt sich neben mich, aber lehnt sich dabei so weit zu mir herüber, dass sie mir auch auf den Schoß krabbeln könnte. »Erst haben wir uns bei dem Shooting für die Kooperation geküsst und es fast in seiner Umkleidekabine getan. Rodrigo hat schließlich geklopft und es verhindert.«

»O wow«, murmelt sie. »Und weiter?«

»Die Dusche meiner Umkleide in der Facility wurde letzte Woche erneuert. Im Glauben, dass die Spieler alle schon weg sind, habe ich in ihrer Dusche geduscht. David stand plötzlich hinter mir und … es kam eins zum anderen.«

»Eins zum anderen«, prustet sie. »Aha.«

»Wie aha?«, frage ich.

Ihre dunklen Augen blitzen auf und sie

grinst mich breit an. Ich kenne diesen Blick, den wirft sie mir immer zu, wenn sie mir kein Wort glaubt.

»Es kam nicht eins zum anderen«, sagt sie. »Ihr seid scharf aufeinander, so wie damals. Da kam auch nie eins zum anderen, weil ihr beide genau wusstet, was passiert. Fassen wir mal kurz zusammen, ja? Becks hat es dir um ein Haar in der Umkleidekabine beim Shooting besorgt, richtig?«

Ich nicke.

»Und dann noch mal richtig letzte Woche in der Gemeinschaftsdusche der Cavaliers.«

»Könntest du es bitte nicht so klingen lassen, als wäre das total verwerflich?«

»Entschuldige«, entgegnet Ruby aufrichtig. »Das wollte ich nicht. Denn das ist es nicht. Wie steht es jetzt zwischen euch?«

»Ich habe keine Ahnung«, entgegne ich und lasse meinen Blick über das Footballfeld schweifen, wo die Spieler unter tosendem Applaus und Feuerfontänen ins Stadion einlaufen. David vornweg als ihr Kapitän und Quarterback. »Nachdem wir fertig waren, war ich ziemlich … schockiert.«

»Schockiert?«, hakt Ruby nach. »Wie kann man denn nach dem Sex schockiert sein?«

»Ich wollte es, aber danach … es fühlte sich wie ein Fehler an, als hätte ich damit alles noch schlimmer zwischen uns gemacht.«

»Sieht er das auch so?«, fragt sie und mustert mich durchdringlich.

»Nein«, antworte ich. »Ich denke vielmehr, dass er sich abserviert fühlt, nach meinem Abgang. Immerhin bin ich, kaum, dass er ihn rausgezogen hatte, davongestürmt.«

»O wow!«, stößt Ruby aus. »Das ist echt mies.«

Meine beste Freundin ist im Aufmuntern einfach unschlagbar, aber dafür liebe ich sie. Ruby war noch nie der Mensch, der mir Honig ums Maul geschmiert hat, weil ich das in diesem Moment hören musste. Sie hat Recht, es war mies David einfach stehen zu lassen. Genervt streiche ich mir durch die Haare.

»Und jetzt?«, frage ich. »Seine spitze Bemerkung, dass wir alles für den Verein tun, war kaum zu überhören.«

»Ich schätze, dass du dich entschuldigen solltest.«

»Für den Sex?«, will ich wissen. »Das kränkt ihn doch noch mehr.«

»Ich meinte für deinen Abgang, nicht für den Sex. Für gute Dinge sollte man sich nie entschuldigen.«

Ruby zwinkert mir zu und ich kichere. Da hat sie wohl recht.

Für gute Dinge sollte man sich nie entschuldigen.

*

Die Cavaliers haben das erste Heimspiel gewonnen und feiern eine Siegesparty. Sie findet in einem angesagten Club in Downtown Austin statt.

»Danke«, sagt Ruby an den Security gewandt, der uns die Türen aufhielt.

Der Verein hat die VIP-Loge gemietet. Die Sitzgelegenheiten sind aus schwarzem Samt und die Theke dominiert in einem leuchtenden Rot. Das Licht flackert nicht so extrem wie im unteren Bereich des Clubs, aber hat immer noch den Vibe, den man spüren möchte, wenn man tanzen geht. Getränke und Snacks gehen auf Elijah Johnson. Wenn nicht sogar aufs Haus, weil es dem Club verdammt viel Werbung einbringt, wenn die Footballer hier feiern. Bereits der Weg durch den unteren Bereich bis zur Treppe war die reinste Tortur und es werden noch mehr Gäste erwartet.

Die Musik ist hier gedämpfter als im Rest des Clubs. Es sind fast alle Spieler da, soweit ich den Raum überblicken kann. Bei über fünfzig Footballspielern, die alle über einen Meter achtzig groß sind, ist das gar nicht so einfach. Dazu kommen noch die Leute vom Staff, die Frauen und Freundinnen der Spieler, das Management und wichtige Sponsoren.

Es dauert nicht lange, bis ich David entdecke. Mein Magen zieht sich zusammen, als ich realisiere, dass er nicht allein ist. Sein linker Arm liegt um die Hüfte einer blonden Schönheit. Persönlich kenne ich sie nicht, doch ich weiß, dass sie eine Cheerleaderin ist.

Noch klischeehafter geht es wohl nicht,

was? Der Kapitän der Footballmannschaft und die Cheerleaderin. Das klingt nach einem Klappentext dieser realitätsfernen Sportromane, die meine Schwester Bria so gern liest.

Ich weiß jetzt schon, dass ich es nicht überstehen werde, ihn den ganzen Abend Arm in Arm mit dieser Frau zu sehen. Dabei hat er jedes Recht dazu, denn wir sind nicht zusammen. Wir hatten einmal Sex. Einen Quickie in der Dusche, nach welchem ich ihn abserviert habe. Dass er den Sieg nun mit einer Frau feiern möchte, die ihn sicherlich besser behandelt, kann ich verstehen.

»Gehen wir an die Bar?«, fragt Ruby lächelnd und nimmt meine Hand in ihre. Sie drückt sanft zu. »Du weißt doch, wie es mit den Cheerleadern ist.«

»Du meinst wie früher?«, gehe ich sogleich in die Offensive. »Ja, vermutlich hat er die auch alle flachgelegt, während ich zu Hause saß und gelernt habe.«

»Das meinte ich nicht und das hat er nicht«, verteidigt Ruby David.

»Sorry«, seufze ich und lasse mich mit zur Bar ziehen. Nicht ohne noch einen Blick auf David zu werfen. Er trägt ein hellblaues Hemd, das sich eng an seinen durchtrainierten Körper schmiegt. Die Ärmel hat er nach oben gekrempelt und seine schwarzen Tattoos stechen heraus. Seine Hand liegt locker auf dem Rücken der Frau. Dennoch ist es zu viel für meine Nerven. Mein Körper und mein Herz reagieren auf eine Weise auf diesen Mann, die nicht gesund ist.

Gerade als ich den Blick abwenden will, dreht David den Kopf und sieht mir direkt in die Augen. Mein Herzschlag beschleunigt sich, als seine grünen Iriden offen meinen Körper taxieren. Das dunkelrote Bondage Kleid reicht bis zur Mitte meiner Oberschenkel und die schwarzen Pumps lassen meine Beine zusätzlich länger wirken. Der Ausschnitt ist nicht zu viel, aber dennoch so weit ausgeschnitten, dass meine Brüste gut zu sehen sind. Er verzieht den Mund, schüttelt den Kopf und wendet sich ab.

»Arschloch«, schimpfe ich leise und setze mich auf einen der Barhocker. »Was trinken wir?«

»Wie wäre es mit …«, will Ruby vorschlagen, doch ich winke mir bereits den Barkeeper heran. »Zwei Tequila.«

»Das wollte ich nicht bestellen«, meint meine beste Freundin.

»Das brauche ich jetzt aber«, antworte ich. »Letzte Woche legt er mich noch flach und jetzt …« Wild gestikuliere ich mit den Armen. »Jetzt hat er diese neue Tussi am Start.«

»Karlie«, versucht Ruby mich zu beruhigen, »sieh das nicht so. Vielleicht ist er nur unsicher.«

»David Beckett ist nicht unsicher, nie«, zische ich. »Das Wort kennt er nicht mal.«

»Okay, okay«, meint sie beschwichtigend. »Von mir aus, aber lass dir doch davon deine

Laune nicht … das darf doch wohl nicht wahr sein!«

Jetzt ist es Ruby, deren Laune völlig im Eimer ist und ich drehe den Kopf. Wie sollte es anders sein, betritt Liam die VIP-Loge und an seiner Hand ist niemand geringeres als Bethany Andrews. O bitte nicht! Das hat meine beste Freundin nicht verdient. Nicht, nachdem er an der Sideline mit ihr geflirtet hat, und ich auch noch versucht habe, ihr gutzureden, was ihn angeht.

»Sieh nicht hin«, bitte ich sie.

»Und wie soll ich das machen, wenn er direkt in meinem Blickwinkel steht und seine Hand fast unter dieses … dieses Ding schiebt. Ein Kleid ist das wohl kaum.« Ruby schnaubt verächtlich. »Arschloch!«

Ich kichere und als der Barkeeper unsere Shots abstellt, ziehe ich die Gläser zu uns herüber.

»Noch zwei«, bestellt meine beste Freundin sofort und er nickt.

»Auf uns!«, sage ich und proste ihr zu.

»Auf uns!«, entgegnet Ruby und wir spülen den ersten Tequila herunter.

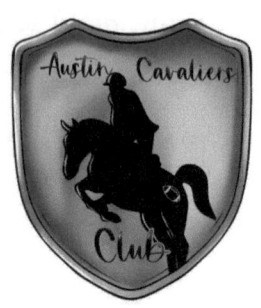

10. Kapitel

Becks

Mein Arm wiegt immer schwerer um Chelseas Hüfte. Doch mein gekränkter Stolz lässt es nicht zu, dass ich ihr den Laufpass gebe und stattdessen zu der Frau gehe, die ich eigentlich haben will – Karlie.

Sie sieht wunderschön aus in dem dunkelroten Bondage Kleid. Es bringt ihre langen Beine zur Geltung und der Ausschnitt ist auch nicht zu verachten. Nach ihrer Abfuhr letzte Woche sträubt sich hingegen alles in mir, zu ihr zu gehen. Doch das ist es, was ich tun will. Zu ihr gehen, dieses Missverständnis, wenn es denn eins war, nach dem Sex aus der Welt zu schaffen und dann dort weitermachen, wo wir in der Dusche der Cavaliers aufgehört haben. Der Sex war verdammt gut, mehr als das sogar.

Karlie hat mir dennoch deutlich gemacht, dass es für sie nichts weiter als ein Ausrutscher war, der nie wieder vorkommen wird. Ihr entsetzter Blick, nachdem wir fertig waren und die Panik in ihren Augen, als sie weggerannt ist, will ich immer noch nicht ganz kapieren.

Als ich sehe, wer auf sie zuhält, ändere ich meine Meinung. Wenn ich einen Mann nicht in ihrer Nähe sehen will, ist es Travis Fulton. Ich kann den Typ nicht ausstehen. Ihn in Karlies Nähe noch weniger.

»Entschuldige mich«, sage ich zu Chelsea und lasse sie stehen. Die Hände in die Taschen meiner Jeans geschoben, gehe ich zu Travis und Karlie herüber. Ruby ist irgendwann verschwunden und kam auch nicht zurück.

»Hey«, sage ich bei ihnen angekommen. »Alles klar?«

»Könnte klarer nicht sein«, antwortet Travis, obwohl mich seine Meinung einen feuchten Dreck interessiert. Meine Aufmerksamkeit liegt vollkommen auf Karlie, die nun zu mir aufsieht. Ihre grünen Augen sind glasig und sie schwankt bereits im Sitzen. Was zur Hölle hat sie in den letzten Stunden in sich reingeschüttet?

»Bist du okay?«, frage ich an Karlie gewandt und berühre vorsichtig ihre Schulter.

»Ihr geht es bestens«, antwortet erneut Travis für sie und ich sehe ihn wütend an.

»Dich hat wirklich niemand nach deiner Meinung gefragt, Fulton«, knurre ich. »Zieh

Leine.«

»Wie wäre es, wenn du Leine ziehst«, entgegnet er und steht auf. Travis ist ein paar Zentimeter kleiner als ich, aber aufgrund seiner Position des Cornerbacks deutlich massiger. Dennoch schüchtert es mich nicht ein. Das Einzige, was zählt, ist, dass er sich nicht länger in Karlies Nähe aufhält.

»Hört auf!« Karlie steigt von ihrem Barhocker runter, wobei sie beinahe fällt. »Dass ihr euch immer streiten müsst.«

»Wir streiten nicht«, meint Travis und trinkt sein Bier aus.

»Doch … das tut ihr.« Karlies Stimme ist alles andere als klar.

»Wie dem auch sei.« Travis nimmt den letzten Schluck seines Biers, wirft mir noch einen eisigen Blick zu und drückt Karlie einen Kuss auf die Wange. »Ich muss los.«

»Ein Glück«, murmle ich gerade leise genug, dass die beiden mich nicht hören.

»Was sollte das?«, will Karlie anklagend wissen und verschränkt die Arme vor der Brust.

»Du bist betrunken«, entgegne ich, statt auf ihren Vorwurf einzugehen.

»Nein.«

»Doch«, halte ich dagegen. »Ich bringe dich nach Hause.«

»Das wirst du nicht tun«, erwidert sie und hievt sich, weiß Gott wie, zurück auf den Barhocker. Ich atme tief durch, um keinen Streit anzufangen und stelle mich direkt vor sie, sodass ich das Einzige bin, was sie sehen kann. Gefällt mir gut. Was mir auch gefällt, sind ihre sexy Beine, die durch das hochgerutschte Kleid nur noch sexyer werden.

»Du bist betrunken, Karlie«, ermahne ich sie. »Wie kommst du nach Hause?«

Zur Antwort bekomme ich ein Schulterzucken, natürlich. »Wo ist Ruby?«

Erneutes Schulterzucken.

»Wolltest du mit ihr zusammen nach Hause?«

»Lass mich in Ruhe«, blafft sie und drückt mich weg. Netterweise gebe ich ein wenig nach, sodass sie aufstehen kann.

»Du nervst.«

»Ach ja?« Ich kann mir ein Schmunzeln nicht verkneifen.

»Ja«, antwortet Karlie. »Du entschuldigst mich.«

Sie will an mir vorbeigehen, aber ich lasse sie nicht. In diesem Zustand kommt sie niemals heil zu Hause an. Ganz im Gegenteil. In ihren Pumps kann sie sich gerade noch auf den Beinen halten.

»Ich fahre dich«, beschließe ich und ziehe den Schlüssel meines Wagens aus meiner Hosentasche. »Komm.«

»Ganz sicher nicht«, erwidert sie lachend.

»Und wie kommst du nach Hause?«

»Taxi.«

»Dann fahre ich dich lieber«, sage ich. »Du bist viel zu betrunken, um dir ein Taxi zu nehmen.«

Karlie antwortet nicht, sondern stöckelt los. Dabei stolpert sie beinahe dreimal. Seufzend lege ich den Kopf in den Nacken und gehe hinter ihr her.

»Du hast gewonnen«, sagt sie plötzlich. »Fahr mich nach Hause.«

Dann lässt sie sich die Tür von der Security öffnen und verlässt die VIP-Loge. Schnellen Schrittes folge ich ihr und schaffe es gerade noch, nach ihrer Hüfte zu greifen, um sie vor einem Sturz zu bewahren, da sie bereits nach wenigen Stufen ins Straucheln gerät.

»Ups«, meint Karlie und wirft mir über die Schulter hinweg einen gespielt empörten Blick zu. »Da bin ich doch fast gestolpert.«

Ich verdrehe die Augen, lege den Arm fester um ihre Hüfte und führe sie schweigend den Rest der Treppe hinunter und durch den Hinterausgang raus aus dem Club.

»Es erinnert mich an diese eine Studentenparty«, flüstere ich ihr zu, als wir das Gebäude verlassen und auf dem Privatparkplatz stehen. »Du warst so unsagbar betrunken.«

»Ich musste mich betrinken«, antwortet sie und schüttelt meinen Arm ab. Ich gewähre ihr diese Freiheit und sie entwischt mir doch tatsächlich für ein paar Schritte. Immer noch wacklig auf den Beinen.

»Wieso das?«, frage ich und öffne meinen schwarzen Lamborghini.

»Du hast unentwegt mit den Cheerleadern

geflirtet«, wirft sie mir vor.

»Das ist gelogen und das weißt du auch.«

Wenn es in unserer Beziehung einen dauerhaften Streitpunkt gab, war es mein Verhältnis zu unseren Cheerleaderinnen. Auf dem Campus gab es viele Gerüchte über mich, das weiß ich. Auch Gerüchte bezüglich meiner Treue gegenüber Karlie. Die Cheerleaderinnen waren nur selten hilfreich, wenn es darum ging, diese zu entkräftigen. Manchmal glaube ich, dass Karlie wirklich der Meinung war, dass ich fremdgehe. Was ich nie getan habe und nie tun werde.

»Ach«, meint sie. »War es heute auch gelogen?«

Mahnend sieht sie mich an und ich verdrehe die Augen.

»Heute nicht«, antworte ich.

Die Flügeltüren des Lamborghini öffnen sich und ich gehe an Karlie vorbei zur Beifahrerseite und biete ihr meine Hand an. Sie schaut schmunzelnd zu mir auf und ergreift sie. Ihre Haut ist warm und weich. Sie fühlt sich immer noch genau so perfekt in meiner an wie vor sechs Jahren.

Karlie steigt in den Wagen und ich umrunde ihn, um auf der Fahrerseite Platz zu nehmen.

»Hast du nichts getrunken?«, fragt sie.

»Nein«, antworte ich und starte den Motor, nachdem wir angeschnallt sind.

»Also hast du auch noch nüchtern mit der Cheerleaderin rumgemacht«, wirft sie mir vor

149

und lacht auf. »Wow.«

Da ich auf die Straße sehen muss, kann ich Karlie meinen Kopf nur kurz zuwenden. Sie sieht starr geradeaus. Ihre Körperhaltung ist hart und die Lippen hat sie fest aufeinandergepresst.

»Wir haben nicht rumgemacht«, sage ich. »Ich stand lediglich neben ihr. Wieso ist das so ein großes Ding für dich? Immerhin hast du dich auch wieder schön von Travis begatten lassen.«

»Mit deinem Arm um ihre Hüfte, deiner Hand auf ihrem Arsch«, antwortet sie bissig. »Das war deutlich mehr. Mit Travis ist nichts.«

»Steißbein«, korrigiere ich. »Wenn überhaupt lag meine Hand auf ihrem Steißbein. Travis steht auf dich, seit er dich zum ersten Mal gesehen hat.«

»Ach und besagte Cheerleaderin nicht auf dich?«

Karlie schnaubt und meine Lippen verziehen sich zu einem amüsierten Grinsen.

»Bist du eifersüchtig auf Chelsea?«, reize ich sie weiter.

»So wie du auf Travis?«, schießt sie zurück. »Das habe ich nicht nötig.«

»Und ich schon?« Ich lache hell. »Oh, du hast eine blühende Fantasie, Karlie.«

»Pf«, macht sie und rutscht auf dem Ledersitz tiefer, um es sich bequemer zu machen. »Bring mich einfach nach Hause. Ich bin müde.«

»Das ist der Alkohol«, belehre ich sie. »Dass

du den nicht verträgst wissen wir.«

Ich schaue zu ihr herüber und Karlie grinst mich an.

»Hey«, meint sie und schlägt mir auf den Oberarm. »Sei nicht so. Mein Körper kann den Alkohol auch nicht so gut verteilen wie deiner.«

»Natürlich«, spotte ich.

»Du machst dich über mich lustig«, schmollt sie.

»Komm schon«, erwidere ich. »Du musst zugeben, dass ich das nicht ernst nehmen kann.«

Doch Karlie schmollt weiter und antwortet mir auch nicht mehr, bis wir bei ihrem Haus ankommen. Kurz befürchte ich, dass sie eingeschlafen ist. Aber als ich den Wagen in ihrer Einfahrt parke, schreckt sie hoch und sieht mich an.

»Danke.« Ein ehrliches Lächeln ziert ihre schönen Lippen, das ich nur erwidern kann. »Fürs Fahren.«

»Gern«, antworte ich und sie schnallt sich ab und öffnet die Beifahrertür.

»Ich bringe dich noch zur Tür«, entscheide ich.

»Wieso?«, fragt Karlie. »Das sind keine fünf Meter und es ist eine sehr sichere Gegend.«

»Das weiß ich«, entgegne ich. »Ich möchte es aber.«

»Na schön«, meint sie und ich könnte schwören, dass sie die Augen verdreht.

Ich steige aus dem Wagen, schlage die Fahrertür hinter mir zu und folge Karlie an ihrem Audi vorbei zur Haustür.

»Möchtest du …« Sie zögert und beißt sich auf die Lippe. »Noch mitreinkommen?«

Diese Frage trifft mich unvermittelt und ich brauche einen Moment Zeit, bis ich Karlie antworte: »Gern.«

Sie zieht einen Schlüssel unter der Fußmatte hervor, was mich nun die Augen verdrehen lässt.

»Ist das dein Ernst?«, presse ich hervor. »Jeder kann in dein Haus.«

»Ach was …« Sie winkt ab. »Du darfst nicht immer so misstrauisch sein. Das ist eine nette Gegend.«

Karlie schaltet das Deckenlicht im Flur an und ich sehe mich um. Die Wände sind weiß gestrichen und die Möbel aus weißem Holz passen perfekt dazu. An der Wand über einer Kommode hängt ein großzügiger Spiegel, daneben hat sie eine Garderobe aufgestellt.

Ich folge ihr in den Wohn– und Essbereich des Hauses. Ihre Einrichtung ist in hellen Erdtönen. Die beige Couch harmoniert perfekt mit dem schwarz-weißen Marmortisch mit goldenen Tischbeinen.

»Deine Einrichtung ist schön«, sage ich. Wenn ich da an meine aus dem Katalog denke, die die Innenarchitektin für mehrere Tausend Dollar angeschafft hat, bleibt mir kaum etwas Persönliches in meinem Haus. Bei Karlie sieht man sofort, dass sie es liebt, ihr Zuhause einzurichten. Unsere Wohnung am College hatte sie auch fest im Griff. Überall standen Blumen, Dekoartikel und natürlich Fotos. Mein Gott hatten wir viele Fotos in dieser Bude stehen. Auch hier finde ich einige Fotos wieder. Mit ihren Eltern, ihren Geschwistern und natürlich mit Ruby.

»Danke«, antwortet Karlie. »Ein paar Sachen habe ich aus meiner alten Wohnung in der Stadt mitgenommen, aber das meiste neu gekauft. Es ist schön, wenn man sich sein eigenes Reich schaffen kann. Von seinem eigenen Geld.«

Manchmal weiß ich nicht, ob sie es ehrlich meint oder wieder ein Vorwurf in ihrer Aussage liegt. Unsere Wohnung am College hat sie zwar eingerichtet, aber ich habe alles bezahlt. Meine Sponsorenverträge waren damals schon nicht zu verachten. Kein Vergleich zu den heutigen, aber es lief gut. So gut, dass ich meiner Freundin unsere Wohnung einrichten konnte, wie sie es sich vorgestellt hat.

»Ich muss aus dem Kleid raus«, sagt sie wie aus dem Nichts und kickt ihre Pumps von sich. »Bis gleich.«

Ich sehe ihr nach, wie sie die Treppe nach oben läuft und seufze. Mit vor der Brust verschränkten Armen lehne ich mich an ihre Couch und frage mich, was ich hier mache. Sie nach Hause bringen ist die eine Sache, aber in ihr Haus kommen, noch bleiben und ihr jetzt wie ein Idiot nachschmachten, weil ich genau weiß, was sie da oben tut, eine ganz andere. Fuck!

Früher lief es immer so ab. Es war eine Art Vorspiel zwischen uns, das wir liebten. Wir kamen von einer Party nach Hause und wollten noch etwas trinken, bevor wir ins Bett gingen. Karlie wollte immer schnell aus ihren Kleidern raus, aber eigentlich war es nur ein Vorwand, um mich heiß zu machen. In der Regel folgte ich ihr ins Schlafzimmer und schälte sie aus den Kleidern heraus, ehe ich sie vögelte.

»Du bist so ein Idiot, David Beckett«, schimpfe ich über mich selbst. Genervt reibe ich mir mit Daumen und Zeigefinger über die Stirn.

Dann mache ich das wohl denkbar Dümmste, was ich machen kann. Aber ich kann nicht anders, denn diese ganze Situation ist so abstrus, dass ich ihr folgen muss. Ich muss wissen, ob sie das gleiche Spielchen spielt wie früher. Sie bittet mich doch nicht ins Haus für einen Drink. So ist Karlie nicht. Zumindest mir gegenüber. Was andere Männer angeht, will ich nicht weiter darüber nachdenken.

Stufe für Stufe laufe ich mit klopfendem Herzen die Treppe hinauf. Immer mit dem Gedanken im Hintergrund, dass es nicht richtig ist, was ich hier mache. Vielleicht verstehe ich ihr Tun falsch und sie fühlt sich von mir belästigt.

Am Ende der Treppe angekommen, sehe ich, dass die zweite Tür links nur angelehnt ist. Mit leisen Schritten gehe ich auf sie zu und spähe durch den Spalt. Karlie steht mit dem Rücken zu mir. Das große hellgraue Boxspringbett verrät mir, dass es ihr Schlafzimmer ist.

In meinem Magen kribbelt es aufgeregt bei dem Gedanken, dass sie sich auszieht. Ich kenne ihren Körper, weiß wie sie aussieht und seit unserem Sex in der Dusche, weiß ich ganz genau, wie sich die erwachsene Karlie unter meinen Händen anfühlt. Dennoch ist das hier gerade eine andere Nummer. Sex mit ihr hatte ich heute nicht auf der Agenda stehen.

»David«, flüstert sie.

»Ja«, krächze ich und schlucke den Kloß in meinem Hals hinunter.

»Ich … also … kannst du mir helfen?«, fragt sie und ich schlucke erneut hart. Nein, das kann ich nicht. Das ist der perfekte Zeitpunkt, um die Beine in die Hand zu nehmen und zu verschwinden. Stattdessen trete ich in ihr Schlafzimmer ein.

»Na klar«, erwidere ich mit klopfendem Herzen und stelle mich hinter Karlie. Fahrig rafft sie ihre Haare über der linken Schulter zusammen, sodass ihr schlanker Hals freigelegt wird. Das ist nicht gut, das ist gar nicht gut. Meine Hoden ziehen sich freudig zusammen.

»Was soll ich tun?«, frage ich, obwohl es mir klar ist.

»Mein Kleid«, flüstert sie nervös. »Ich komme nicht an den Reisverschluss. Kannst du ihn bitte … öffnen.«

»Klar«, antworte ich und lege meine linke Hand auf ihr Schulterblatt und mit der rechten greife ich nach dem Zipper. Karlies Atem geht schneller und auch ich muss mich zusammenreißen, dass die Situation nicht in eine komplett ungenierte Richtung abdriftet. Denn in meiner Fantasie sehe ich uns bereits in ihrem Bett.

»Tut mir leid«, flüstert sie, als ich den Reisverschluss langsam öffne und ihr nackter Rücken entblößt wird.

»Dir muss nichts leidtun«, sage ich und beuge mich vor. Mein heißer Atem streift ihr Ohr und auf Karlies Armen breitet sich eine Gänsehaut aus. Mutig von der eindeutigen Reaktion ihres Körpers, küsse ich vorsichtig ihren Hals.

Karlie stöhnt leise.

Meine Lippen wandern über ihren Hals zu ihrem Ohrläppchen und ich beiße sanft hinein.

»Schick mich weg«, flüstere ich. Das Kleid ist bis zu ihrem Hintern geöffnet. Karlie trägt keinen BH und der Ansatz des weißen Spitzenslips, der unter dem Stoff hervorlugt, lässt mich weiterhin alle guten Vorsätze vergessen.

»Willst du gehen?«, fragt sie und lässt die Schultern sinken. Als wäre sie enttäuscht von meiner Frage, aber das muss sie nicht sein. Ich will sie. Alles von ihr, aber ich will auch nicht, dass sie sich dazu gedrängt fühlt.

»Es ist wie früher«, meint sie leise und ich nicke. »Wir kommen nach einer Party nach Hause, wollen eigentlich noch was trinken und …«

»Du musst aus deinem Kleid raus«, vervollständige ich ihren Satz und ziehe sie an der

Hüfte näher an mich heran. »Dabei geht es nicht um das Kleid, sondern um das danach. Hast du auf mich gewartet?«

Meine Stimme ist eine Nuance dunkler geworden und eine verräterische Gänsehaut überzieht ihre Arme, als ich meine Hände unter den Stoff ihres Kleides schiebe und ihre nackte Haut berühre.

»Ja«, wispert sie und ich werde noch härter.

»Karlie ich …« Ich stocke. »Ich will dich. Ich will das hier, aber ich … ich will nicht, dass du glaubst, dass ich etwas erwarte.«

»Das tue ich nicht.« Sie dreht sich in meinen Armen herum und ihr sehnsüchtiger Blick trifft meinen. Dort ist keine Unsicherheit zu erkennen. Nicht der kleinste Anhaltspunkt, dass sie keinen Sex will. Den Blick nicht von mir nehmend, lässt sie das Kleid zu Boden fallen und kickt es mit dem rechten Fuße zur Seite. Nun steht sie nur noch in ihrem weißen Spitzen-Slip vor mir. Ihre kleinen Brüste, die geradeso eine Handvoll für mich sind, ziehen mich magisch an. Ihre Brustwarzen haben sich bereits zusammengezogen. Kleine feste Kieselsteine, die ich mit dem Mund umschließen möchte.

Statt ihre Brüste zu berühren, schiebe ich meine Hände in ihre langen blonden Haare. Karlie lässt die Augenlider zufallen und ich senke meinen Mund auf ihren. Zunächst sanft und abwartend, wie sie reagiert. Doch als Karlie ihren Mund öffnet und mich mit ihrer süßen Zunge willkommen heißt, weiß ich, dass wir beide das gleiche wollen.

Das bestätigt sich auch, als sich ihre Finger um meinen Gürtel schließen und sie vor mir auf die Knie geht. Ein überraschtes Keuchen entflieht meiner Kehle.

»Entspann dich, David«, säuselt sie und zieht die Schnalle auf. »Wir haben die ganze Nacht Zeit.«

FLASHBACK

Ich schleiche leise zu unserem Schlafzimmer, um Karlie nicht zu wecken. Es war mal wieder eine mordsmäßige Party im Verbindungshaus der Jungs. Es ist schade, dass sie nicht mitgekommen ist und lernen musste. Ehrlich gesagt nimmt sie das langsam alles ein bisschen zu ernst mit dem Lernen. Es sind nur noch wenige Monate bis zu unserem Abschluss. Karlie ist eine super Studentin und mit ihren Fitnessvideos hat sie sich richtig etwas aufgebaut. Wenn ich in wenigen Monaten erst mal mit einem Millionengehalt in der NFL gelandet bin, wird nach ihrem Abschluss sowieso kein Hahn mehr krähen. Meiner Freundin stehen alle Türen offen an meiner Seite und sie kann arbeiten, von wo sie möchte.

Vorsichtig öffne ich die Schlafzimmertür und trete ein. Der Vollmond erhellt das Zimmer, weil Karlie mal wieder vergessen hat, das Rollo runterzuziehen. Grinsend betrachte ich sie. Sie liegt auf der Seite, das Gesicht meiner Bettseite zugewandt und schläft friedlich. Ihr Oberkörper hebt und senkt sich gleichmäßig. Die Tür schließe ich hinter mir und streife mir noch im Gehen meinen Pullover über den Kopf. Bereits wenige Schritte weiter, bereue ich dies schon wieder. Ich stolpere über etwas.

»Scheiße«, fluche ich und beiße mir sogleich auf die Lippe. Doch es ist bereits zu spät. Karlie fährt hoch und schaltet das Licht auf ihrem Nachtkasten an.

»David?«, wispert sie und ihre Augen müssen sich erst einmal an die Helligkeit gewöhnen.

»Hi«, sage ich. »Schlaf weiter.«

Dank der Lichtquelle schaffe ich es, mein T-Shirt und meine Jeans ohne weiter Zwischenfälle, auszuziehen und krieche zu ihr ins Bett.

»Es ist halb vier«, flüstert Karlie und sieht mich an.

Die Hände unter ihre linke Wange geschoben betrachtet sie mich, als würde sie etwas in meinem Gesicht suchen.

»Wir haben morgen frei«, antworte ich. »Es war die Siegesparty.«

»Ich weiß«, sagt sie. »Ich war beim Spiel.«

»Ja, aber nur da«, ergänze ich.

»David«, murmelt sie und dreht sich auf den Rücken.

»Was denn?«, frage ich und setze mich wieder auf. »Darf ich etwa nicht mehr sagen, dass du nur beim Spiel warst?«

Karlie sieht mich erschöpft an. Sie streckt die linke Hand aus und streicht mit dem Daumen über meine stopplige Wange.

»Das nächste Mal«, verspricht sie mir. »Ich habe Montag eine wichtige Prüfung.«

Natürlich hat sie die, so wie es in den letzten Wochen immer der Fall war. Eine Prüfung, eine Präsentation oder, oder, oder. Karlie fiel immer eine Ausrede ein, um mich nicht begleiten zu müssen. Eigentlich wollte ich mich nicht mehr darüber aufregen und es akzeptieren. Leider tut aber der Alkohol in meinem Körper sein Übriges und ich rege mich tierisch auf. Weiß sie eigentlich, wie scheiße es für mich ist, dass ich immer ohne sie überall hingehen muss.

»Wieso sagst du nicht einfach, dass du keinen Bock auf meine Freunde hast?«, entfährt es mir. »Statt immer irgendwelche Prüfungen vorzuschieben, die du sowieso mit links bestehst.«

Karlie verdreht die Augen und es war nicht meine Absicht, morgens um vier einen Streit mit ihr anzufangen, aber verdammt. Es frustriert mich. Die Jungs machen sich mittlerweile schon einen Spaß daraus, dass Karlie nie dabei ist. Die Cheerleaderinnen schmeißen sich an mich ran, als wäre ich single. Dabei bin ich das nicht und will es auch nicht sein. Ich liebe Karlie, aber manchmal wäre es einfach schön, wenn sie mich über die Anstandsbesuche bei den Spielen hinaus unterstützen würde. Vielleicht haben mein Management und Asher doch recht, wenn sie sagen, dass sie meiner Profikarriere nicht guttut. Gott, was denke ich denn da? Ich liebe Karlie! Sie ist die Frau meines Lebens und wenn es nach mir ginge, würden wir nach dem Draft heiraten. Niemals werde ich sie verlassen. Egal, was mein Management oder Asher meinen.

»Ich habe nichts gegen deine Freunde«, sagt sie. »Diese Partys sind nur nicht mein Ding.«

»Deine Videos sind auch nicht mein Ding und ich tue es dir zuliebe«, schieße ich zurück und schwinge mich wieder aus dem Bett.

»David«, seufzt sie. »Wo willst du denn jetzt hin?«

»Ich penne auf der Couch«, murre ich.

»Das ist kindisch«, entgegnet sie. »Komm wieder ins Bett.«

»Nein.« Ich raffe meine Bettdecke und Kissen zusammen und verschwinde mit knallender Tür aus unserem Schlafzimmer.

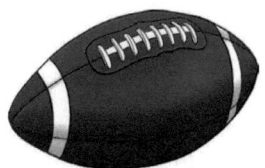

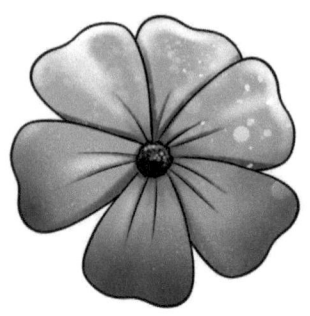

11. Kapitel

Karlie

KaBloom Fitness, zwei Wochen später

Das leise Summen der Klimaanlage ist das einzige, das ich wahrnehme, als ich an diesem Morgen die Fotos vom Shooting mit David durchsehe. Elijah hat sie mir zukommen lassen und bat mich ebenfalls einen Blick darauf zu werfen. Die Marketingabteilung der Cavaliers hat seine Favoriten in einen gesonderten Ordner gepackt. Wenn ich diesen ebenfalls zustimme, werden diese für die landesweite Kampagne genutzt. Sollte ich noch weitere Fotos finden oder einzelne Fotos komplett ausschließen, werden sie das ebenfalls zur Kenntnis nehmen und neu entscheiden. Es sind fast zweihundert Fotos, die, nachdem der Fotograf vorsortiert hat, zur Verfügung gestellt wurden. Ein Foto ist besser als das Nächste. Was vor allem an dem verdammt attraktiven Mann neben mir liegt. Machen wir uns nichts vor, der Großteil der Menschen wird nur Augen für sein Six-Pack haben, das durch das Öl noch eindrucksvoller zur Schau gestellt wird. Daneben sehe ich aus wie eine nette Statistin, die man wohl oder übel in Kauf nehmen muss. Ich will meinen Marktwert nicht herabsetzen, denn ich wurde ebenfalls verdammt gut in Szene gesetzt aber David ist der Star dieser Kampagne und das hat der Fotograf auch so eingefangen.

Würde die Klimaanlage nicht schon auf Hochtouren arbeiten, würde ich mir glatt ein wenig Luft zufächeln. David sieht extrem heiß aus. Seine Haare, wo jede Locke sitzt, wo sie sitzen soll, über seine tätowierten muskulösen Arme, die mich in ihren Bann ziehen, bis hin zu diesem unfassbaren Sixpack passt alles. Ich weiß genau, wie verdammt gut diese Arme mich halten können. Meinen Körper umschließen und mich an seine Brust drücken, als wäre ich die einzige Frau in seinem Leben.

Zwei Wochen ist es nun her, dass er mich, nach dem Clubbesuch nach Hause gebracht hat und wir die Nacht miteinander verbrachten. Ja, wir hatten Sex. Ziemlich guten und ausdauernden Sex, der bis in die frühen Morgenstunden reichte. Als ich gegen zehn Uhr in der Früh aufwachte, war David nicht mehr da. Ehrlich gesagt störte es mich nicht. Denn ich wollte kein Gespräch mit ihm führen, was wir getan haben und welche Konsequenzen unser Tun haben wird. Wir hatten jetzt schon das zweite Mal Sex seitdem wir uns wiedergesehen haben. Das bedeutet nichts Gutes, oder? Zweimal Sex in wenigen Wochen mit einer Person, mit der man eigentlich nichts mehr zu tun haben möchte und die man sich endlich aus dem Kopf schlagen sollte, ist nie gut.

Das Klingeln meines Handys reißt mich aus meinen Gedanken und ich greife danach. Die Ablenkung kommt mir gerade recht.

Auch als ich lese, dass der Name eines wichtigen Geschäftspartners von *KaBloom Fitness* auf dem Display erscheint.

»KaBloom Fitness«, melde ich mich professionell. »Karlie Bloomberg hier.«

»Brandon Richards«, ertönt eine tiefe Stimme am anderen Ende der Leitung und ich lehne mich in meinem Bürostuhl zurück.

»Brandon, hi«, begrüße ich meinen Geschäftspartner und mittlerweile guten Freund.

»Hi Karlie«, sagt er. »Wie geht's?«

»Gut und dir?«, erwidere ich.

Brandons Familie gehört eine große Supermarktkette in den USA. Sie waren eine der ersten Einzelhändler, die meine Produkte in ihr Sortiment aufnehmen wollten. Ganz ohne zu wissen, ob sie wirklich Erfolg haben würden. Außerdem waren Brandon und ich sofort auf einer Wellenlänge und verstanden uns prächtig. Mit Anfang dreißig ist er nur ein paar Jahre älter als ich.

»Mir auch«, meint er. »Hast du Zeit für ein

Mittagessen?«

»Klar«, antworte ich spontan. »Wann?«

»Morgen Mittag?«, schlägt er vor und ich rufe meinen Kalender auf, um nachzusehen, dass ich morgen Mittag wirklich Zeit habe. Meine Trainingseinheiten bei den Cavaliers habe ich diese Woche abgegeben an mein Team. Ich muss mich dringend um wichtige Angelegenheiten im Büro kümmern. Außerdem habe ich einige sehr fähige ausgebildete Fitnesstrainer in meinem Team, die das genauso gut machen. Elijah war es wichtig, dass ich das Training in den ersten Wochen leite, um unsere Marken noch besser zu positionieren, aber mit der Aufnahme der Fotos für die landesweite Kampagne gebe ich an mein Team ab.

»Morgen passt«, antworte ich. »Wann und wo?«

»Um zwölf im Petite Paris?«

»Was hast du nur mit diesem Laden?«, frage ich lachend und trage mir den Termin ein, und synchronisiere ihn anschließend als privaten Termin mit dem Kalender meiner Assistentin Jenny, sodass sie mir die noch kommenden Termine so einteilt, dass sie spätestens zwei Stunden vorher beendet sind.

»Ist rustikal«, antwortet er.

»Rustikal«, wiederhole ich. »Ist klar.«

Was viele nicht wissen, ist, dass Brandon schwul ist. Seinem Freund Gaston gehört das *Petite Paris*. Darum liebt er es dort und das Essen ist auch verdammt lecker. Um in der Geschäftswelt ernst genommen zu werden, vermeidet Brandon es bisher sich zu outen. Ich habe es durch Zufall erfahren, weil wir uns auf einer Party getroffen haben, auf der er wild mit Gaston knutschte. Natürlich war ich überrascht. In der Presse dichtet man ihm immer wieder Beziehungen mit weiblichen Reality-Stars an. Brandon bat mich am nächsten Tag um ein Gespräch, um es mir zu erklären, aber ich lehnte dankend ab. Für mich ist es kein Problem, dass er schwul ist und ich wollte auch, dass er das weiß. Damit war die Sache für uns vom Tisch und wir arbeiteten normal weiter. Die Zusammenarbeit mit Brandon bedeutet mir wirklich viel, weil sie eine der ersten großen Firmen waren, die an mich glaubten.

»Kommt Gaston auch?«, frage ich.

»Er ist in Cannes bei seiner Familie«, antwortet er betrübt.

»Schade«, flüstere ich. »Ich hätte ihn gern gesehen. Bis morgen.«

»Bis morgen«, verabschiedet er sich.

Ich beende das Gespräch und muss mich nach der kurzen Ablenkung wieder meinem halbnackten Ex-Freund widmen.

*

Ich betrete das *Petite Paris* im Herzen von Austin und bin mal wieder überwältigt, wie voll der Laden ist. Bis auf wenige Tische sind alle restlos besetzt. Gastons Business läuft besser denn je und das ohne das Vitamin B, das ihm die Beziehung mit Brandon bringen würde. Beide Männer sind sehr auf ihre Eigenständigkeit bedacht. Vor allem Gaston möchte nicht, dass sein Lebenswerk auf seine Beziehung mit Brandon reduziert wird. Ich verstehe ihn voll und ganz. Wären David und ich noch zusammen, hätte man meinen Erfolg auch sehr schnell auf ihn umgemünzt. Dass sein Name und seine Erfolge als Footballspieler meine Firma pushen. Da es zwischen uns wohl nie wieder so weit kommen wird, ist es auch überhaupt nicht von Belang, wie die Beziehung mich in der Öffentlichkeit dastehen lässt.

»Karlie, hier!« Ich recke den Hals und sehe Brandon an einem Tisch für zwei stehen. Lächelnd gehe ich zu ihm herüber und lasse mich in seine Arme ziehen. Brandon überragt mich um mindestens zwei Köpfe. Wie immer sind seine kurzen blonden Haare mit Gel fixiert und er trägt einen maßgeschneiderten dunkelblauen Anzug über seinem durchtrainierten Körper. Wenn die Frauenwelt wüsste, dass er schwul ist, wäre so manche Dame zutiefst enttäuscht. Brandon ist ein sehr attraktiver Mann.

»Hey«, begrüße ich ihn mit einem Kuss links und rechts auf die Wange. »Wie geht's?«

»Gut und dir?«, erwidert er und zieht mir den Stuhl zurück. »Setz dich.«

»Danke«, sage ich.

Sofort kommt ein Kellner zu uns geeilt und reicht uns zwei Speisekarten, die wir dankend annehmen. Ich klappe die Karte auf und entscheide mich für einen Weißwein. Brandon tut es mir gleich und bestellt außerdem noch eine Flasche Tafelwasser.

»Was macht die Arbeit?«, fragt er. »Musst du dich jetzt noch mit Supermärkten rumschlagen, wo die Cavaliers angebissen haben.«

Ich verdrehe die Augen, wenn ich auch den Sarkasmus in seiner Stimme raushöre. Brandon ist kein Neider, das war er nie. Er weiß, dass ich große Karriereziele habe und die Zusammenarbeit mit den Cavaliers diese ein Stück weiter füttern.

»Mit deinem Supermarkt schlage ich mich bis ans Ende meiner Tage rum«, antworte ich. »Aber ja, natürlich, die Zusammenarbeit mit den Cavaliers beschert mir ganz neue Möglichkeiten. Unser Umsatz hat sich seither verdoppelt, die neue Kollektion, die in Zusammenarbeit mit den Cavaliers entstanden ist, ist in der Erstauflage bereits komplett ausverkauft. Wir gehen schon in den Restock und der Launch ist in zwei Wochen.«

»Das freut mich sehr«, sagt er. »Waren dafür die Fotos mit Becks?«

Interessiert mustert er mich.

»Ja, genau«, antworte ich. »Eigentlich sollte Travis Fulton kommen, aber Mr. Johnson bestand auf David.«

»Wer ist David?«, fragt er.

Wieso zur Hölle weiß eigentlich niemand, dass David sein richtiger Name ist. Becks ist doch nur ein blöder Spitzname, der irgendwann mal von seinem Nachnamen abgeleitet wurde.

»Becks ist David«, antworte ich leicht genervt. »Sein voller Name ist David Beckett. Alle nennen ihn Becks.«

»Ah«, macht Brandon, als würde ihm ein Licht aufgehen. »Und wieso nennst du ihn David?«

»Ich habe dir doch mal von meinem Ex-Freund aus der Uni erzählt, der mich für seine Karriere in der NFL verlassen hat.« Brandon nickt. »Das war Becks. Er ist mein Ex-Freund.«

Seine Augen werden riesig und er schnappt nach Luft.

»Warte kurz«, meint er. »Das muss ich sortieren. David Beckett, unser Becks, dieser superheiße Footballspieler mit einem Sixpack aus Stahl ist dein Ex-Freund.«

»Wieso aus Stahl?«, hake ich nach.

»Bleib beim Thema, Karlie«, rügt er mich. »Becks ist dein Ex?«

»Jap«, antworte ich salopp. »Er entschied sich aber für seine Karriere und gegen mich.«

»Was für ein Idiot«, meint er. »Du weißt, dass ich schwul bin. Ich würde Becks immer eher angraben als dich, aber du bist doch für eine Frau ein echt heißes Ding.«

Nun muss ich laut lachen und nicke. Das nehme ich mal als Kompliment hin. Ein echt heißes Ding. Aber für David wohl nicht heiß genug oder doch, nachdem was alles zwischen uns lief.

»Danke Brandon«, sage ich und schenke ihm ein aufrichtiges Lächeln. »Das freut mich zu hören. Weiß Gaston, von deiner Vorliebe für Sportler?«

»Natürlich«, meint er. »Letztens hatten wir ein echt scharfes Rollenspiel. Willst du mehr hören?«

»Ich denke nicht«, lehne ich freundlich ab und verziehe gleichzeitig den Mund.

Der Kellner tritt erneut an unseren Tisch und stellt die Weingläser ab. Die Wasserflasche steht in einem Kühler auf einem separaten Tisch.

»Möchten Sie auch etwas essen?«, will er freundlich wissen.

»Für mich den Lachs mit Rosmarinkartoffeln«, wähle ich aus.

»Sehr gerne, Madame«, erwidert er. »Und für Sie, Monsieur?«

Ich finde es schön, dass Gaston die französischen Vibes seiner Herkunft in den Restaurantalltag einfließen lässt.

»Ein Rumpsteak, Medium.«

»Gern«, antwortet der Kellner und geht zurück zur Küche.

»Wissen Gastons Angestellte, wer du bist?«, frage ich und Brandon nickt.

»Teilweise«, antwortet er und greift nach seinem Weinglas. »Auf ein schönes Mittagessen.«

»Auf ein schönes Mittagessen«, antworte

ich und stoße mit ihm an. Der Wein ist köstlich. Gaston hat einen exquisiten Geschmack. Viele Weine, die er hier verkauft, stammen von seinem Weingut in der Provence. Es ist seit Jahrhunderten in Familienbesitz. Gaston studierte Wirtschaft in den USA, wo er Brandon kennenlernte. Doch es dauerte Jahre, bis sie sich verliebten.

»Bitte folgen Sie mir, Mr. Beckett«, sagt eine Stimme und ich drehe den Kopf herum. »Wir haben Ihnen einen ruhigen Tisch reserviert, an dem Sie ungestört dinieren können. Wenn Sie erlauben, Ihr Spiel gegen Delaware war wieder einmal unglaublich.«

David geht eine Reihe weiter hinter einem Kellner her, der ihn und seine Begleitungen zu einem freien Tisch führt. Natürlich erkenne ich Adley, Michael und Leyla Beckett sofort wieder. Ich folge Leyla in den sozialen Netzwerken, aber nicht mehr so regelmäßig wie noch zu Zeiten unserer Beziehung. Sie war siebzehn Jahre alt, als wir uns trennten. Da kann man sich schon einmal verändern. Das hat sie definitiv. Aus dem damals noch zurückhaltenden Teenager ist eine sexy Frau geworden.

»Das ist er doch«, sagt Brandon plötzlich und ich nicke langsam. »Ist das seine neue Freundin?«

»Gott, nein«, platzt es aus mir heraus. »Das ist seine kleine Schwester Leyla.«

»Ah«, macht Brandon. »Ist es okay für dich?«

»Was …?« Hitze steigt mir in die Wangen und ich greife nach meinem Weinglas, weil ich mich ertappt fühle. Obwohl es dazu keinen Grund gibt. Niemand weiß davon, was zwischen uns lief. Bis auf Ruby, aber die hält dicht.

»Dass er hier isst«, meint Brandon. »Du bist ziemlich angespannt und nun ja … schaust ihm mit diesem Blick nach.«

»Welchem Blick?«, frage ich.

»Einem sehnsüchtigen Blick, als wolltest du ihn«, sagt er.

»Quatsch.« Ich winke ab. »Das bildest du dir ein.«

»Wenn du meinst.« Brandon glaubt mir kein Wort und als er mir auch noch zuzwinkert, glaube ich es langsam auch nicht mehr.

»Reden wir über etwas anderes«, bitte ich ihn.

»Klar, gerne«, meint er. »Das löst aber dein Problem nicht, Karlielein.«

Nein, aber es vertagt es. Das ist mir gerade genauso recht.

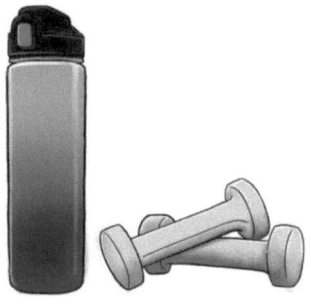

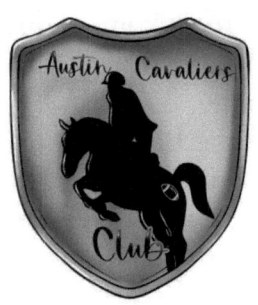

12. Kapitel

Becks

Es wäre gelogen, würde ich sagen, dass ich entspannt bin und es mir überhaupt nichts ausmacht, Karlie mit einem anderen Mann beim Mittagessen zu sehen. Denn es macht mir etwas aus, mehr als das sogar. Es kotzt mich an und am liebsten würde ich sie da wegholen und ihr ordentlich die Meinung sagen. Vor nicht mal zwei Wochen haben wir noch die ganze Nacht durchgevögelt und heute geht sie zum Lunch mit einem anderen Mann. Nicht irgendeinem Mann, sondern Brandon Richards, dem Inhaber einer der größten Supermarktketten der USA. Des Öfteren sind mir Gerüchte zu Ohren gekommen, dass er schwul sei. Aber Gerüchte gibt es viele. Über mich denken sicher auch einige, dass ich auf Männer stehe, weil ich immer

173

noch keine feste Partnerin und keine Familie habe, obwohl ich schon dreißig Jahre alt bin und finanziell ausgesorgt habe.

Brandon ist attraktiv, keine Frage und dass Karlie attraktiv ist, ist sowieso klar. Die beiden würden ein schönes Paar abgeben. Die Presse würde es feiern und ihrem Unternehmen würde es viele Pluspunkte bringen. Karlies Erfolg basiert darauf, dass sie sich im Internet präsentiert. Dazu gehört bis zu einem gewissen Grad auch ihr Privatleben. Dennoch ist mir aufgefallen, dass sie mit steigender Bekanntheit in den letzten Jahren weniger Privates von sich preisgab. Sie drehte nie Videos in ihrem Haus oder sprach in Interviews über ihren Beziehungsstatus, das kann aber auch die Geschäftsfrau Karlie Bloomberg gesteuert haben, die genau weiß, wie begehrt Informationen wie diese für die Presse sind.

Verdammt, es passt mir nicht in den Kram, dass sie mit einem anderen Mann zum Lunch ausgeht. Noch dazu in einem der angesagtesten Restaurants der Stadt. Hier essen immer wieder Lokalreporter, weil sie auf Situationen wie diese aus sind.

Das *Petite Paris* ist in der Regel ausgebucht. Mit meinem Namen und Kontakten habe ich dennoch spontan einen Tisch bekommen. Wenn meine Familie schon mal aus New York zu Gast ist, möchte ich sie auch ins beste Restaurant der Stadt ausführen. Wir spielen am Wochenende gegen die New York Settlers zu Hause im Cavaliers Ranch Field. Mein Dad ist seit unserem Umzug nach New York vor zwanzig Jahren Fan der Settlers. Sein Traum wäre es gewesen, wenn sie mich gedraftet hätten vor sechs Jahren, aber sie hatten damals einen sehr guten Quarterback. Außerdem wollte ich in Texas bleiben und weiterhin mit Asher zusammenspielen.

»Hörst du mir zu?«, durchbricht meine Mom meine Gedanken und meine Schwester Leyla sieht mich mit hochgezogenen Augenbrauen an.

»Sorry«, murmle ich. »Was hast du gesagt?«

»Ich habe gefragt, ob die Frau dort drüben Karlie ist«, wiederholt meine Mom.

»Ich sehe Karlie nicht«, behaupte ich.

»Da.« Wenig subtil zeigt Leyla auf sie, genau in dem Moment, in dem Karlie auch rüber sieht. Gott, viel peinlicher geht es nicht mehr, oder? Genervt schlage ich die Hand meiner kleinen Schwester runter.

»Spinnst du?«, rüge ich sie. »Was soll das, Ley?«

»Ich war mir nicht sicher, ob du sie gesehen hast«, meint sie und klimpert mit ihren neuerdings falschen Wimpern. Was ist es nur, dass aus meiner süßen kleinen Schwester einen sexy Vamp gemacht hat? Leyla war nie diejenige, die sich viel geschminkt hat und auffallen wollte. Seit sie von der Columbia auf die New York University gewechselt ist, ist sie ein richtiger Männermagnet. Das gefällt mir nicht.

»Natürlich habe ich sie gesehen«, zische

ich. »Wir arbeiten miteinander. Ich sehe sie jeden Tag.«

»Oh, schön«, erwidert Mom. »Wie versteht ihr euch?«

»Gut.«

Meine Mutter und meine Schwester sind die denkbar schlechteste Kombination, wenn es gegen Karlie geht. Sie lieben meine Ex-Freundin und speziell für meine Mom war auch immer klar, dass ich mit dem Eintritt in die NFL um Karlies Hand anhalten werde. Damals schien es mir zeitweise auch gar nicht so verkehrt. Karlie war … ist meine Traumfrau. Die Nacht, die wir vor zwei Wochen miteinander verbracht haben, hat das nur noch bekräftigt. Damit meine ich nicht nur den Sex, sondern auch die ganze Art, wie wir miteinander umgegangen sind und wie frei wir geredet haben in dieser Nacht. Sie ist so verdammt talentiert im Bett, dass der Neandertaler in meinem Inneren wissen will, in wessen Höhlen sie das alles gelernt hat. Ihre süße Zungenspitze um meine Eichel hat mir mehr als einmal den Rest gegeben. Es war besser als jeder Touchdown in der letzten Sekunde.

»David!« Moms Stimme ist schriller.

»Was?«, murre ich und schiebe mir eine Gabel Spaghetti in den Mund, um sie nicht noch weiter anzumotzen.

»Ich würde ihr gern Hallo sagen«, beschließt sie und legt ihre Serviette auf dem Tisch neben ihrem Teller ab.

»Das ist keine gute Idee«, entgegne ich und

schlucke den letzten Bissen Nudeln herunter. Normalerweise bin ich ein schneller Esser, aber heute bekomme ich keinen Bissen herunter. Meine Familie und Karlie auf so engem Raum sind definitiv zu viel für meine Nerven.

»Wieso?«, will sie wissen. »Stimmt etwas nicht?«

Ich habe meinen Eltern nie gesagt, warum wir uns getrennt haben oder vielmehr warum ich mich getrennt habe. Meine Geschichte war immer die, dass wir uns nach der Uni auf unsere Karrieren konzentrieren wollten und nicht mehr zueinander gefunden haben. Meine Mom war untröstlich, aber hat es hingenommen.

»Mom, wir sind seit sechs Jahren getrennt«, erkläre ich. »Ich weiß nicht, ob es Karlie recht ist.«

»Adley«, mischt mein Dad sich endlich in das Gespräch ein. »David hat recht. Außerdem scheint sie ein Date zu haben, das willst du doch nicht stören.«

Da ist es, dieses Wort, das ich nicht hören will: Date.

Karlie hat ein Date.

»Mit dem da?« Mom rümpft die Nase, was mich grinsen lässt. »Sie sind allenfalls Freunde, Michael.«

Nun schaue ich auch zu ihnen. Sie berühren einander nicht und werfen sich auch keine flirtenden Blicke zu, aber das muss nichts heißen. Was sie aber tun ist, dass sie sich pausenlos unterhalten. Es läuft wirklich gut zwischen ihnen.

»Ach was.« Stur wie Mom ist, schiebt sie die Bedenken meines Dads beiseite und steht auf. »Ich sage hallo. Das gehört sich so.«

Schnell stehe ich auch auf und folge meiner Mutter zu Karlies Tisch. Sie bemerkt von unserem Vormarsch noch nichts, aber ihre Begleitung. Brandon sieht mich fragend an, aber ich ignoriere es. Unsere Bekanntheit macht es schwieriger, die ganze Situation zu händeln. Wir stehen in der High Society Austins ganz weit oben. Wenn ich ihm eine Szene mache und das jemand mitkriegt, schlimmer noch filmt oder fotografiert, gibt es riesengroßen Ärger.

»Karlie«, sagt Mom und jene dreht sich überrascht herum. »Wie schön dich zu sehen.«

Karlie ist mehr als verwirrt. Ich forme mit meinen Lippen ein stummes »Sorry«, was soll ich auch anderes sagen. Sie reagiert auf meine Entschuldigung allerdings nicht, sondern legt ihre Serviette beiseite und steht auf. Meine Mom begrüßt sie herzlich. Sie umarmt sie überschwänglich, doch das gequälte Lächeln auf Karlies Lippen verrät mir, wie unangenehm es ihr ist.

»Es ist ewig her«, sagt meine Mom dann auch noch unnötigerweise, als wüssten wir das nicht.

»Über sechs Jahre.« Karlie streut weiterhin Salz in die Wunde aber lächelt nun nicht mehr ganz so gezwungen. »Wie geht's dir … euch?« Mit einem Nicken deutet sie auf meinen Dad und Leyla, die interessiert zu uns rüber sehen.

»Uns geht es gut«, antwortet Mom. »Und dir? Du bist eine richtige Geschäftsfrau.«

Gott, kann bitte irgendwer einschreiten und das hier beenden?

»Ja«, räuspert sich Karlie. »Es läuft wirklich gut für mich. David und ich arbeiten nun auch zusammen.«

Ich trete einen Schritt auf meine Mutter zu. Brandon verfolgt das Gespräch interessiert, aber mischt sich nicht ein. Hat er denn gar kein Problem damit, dass wir Karlie aufhalten? Ich fände es gar nicht toll, wenn ihr Ex-Freund mit seiner Mutter unser Date stören würde.

»Ich weiß.« Mom lacht hell. »Eure Fotos sind wirklich schön geworden. Ihr seid so talentiert. Vielleicht möchtest du morgen mit uns essen? Vor dem Spiel, das wäre wunderbar.«

»Okay Mom.« Vorsichtig lege ich meine Hände an ihre Schultern und ziehe sie von Karlie weg. »Karlie ist mit jemandem hier. Wir sollten sie nicht weiter stören, immerhin wollten wir nur Hallo sagen.«

Und sie definitiv nicht zum Essen einladen. Wir wollen sie zu überhaupt gar nichts einladen, da sie nicht mehr Teil unserer Familie ist.

»Ja, natürlich«, sagt meine Mom und lächelt sie entschuldigend an. »Ich … wir wollten nicht stören. Nur Hallo sagen. Wir freuen uns dich zu sehen. Michael und Leyla auch.«

»Ich freue mich auch, euch zu sehen und werde morgen beim Spiel sein«, sagt Karlie und ich sehe sie interessiert an. »Da ergibt es sich sicherlich noch mal sich zu unterhalten, ja?«

»Auf jeden Fall«, stimmt meine Mom zu. »Bis morgen, Karlie.«

»Bis morgen«, sagt sie und sieht mich an. »Bis dann.«

Ihre grünen Augen mustern mich eindringlich und ich nicke ihr schlicht zu. Da sie ein Date mit einem anderen Mann hat, möchte ich sie nicht weiter stören. Na ja, vielleicht möchte ich ihr auch zeigen, dass es mich nach außen hin nicht stört, dass sie ein Date hat. So gebe ich mir nicht die Blöße, dass ich seit zwei Wochen nur an sie und unsere gemeinsame Nacht denke und sie bereits zum nächsten Typen übergegangen ist. Vielleicht sogar schon ins nächste Bett gesprungen.

»Komm Mom«, fordere ich sie auf. »Lass uns zurück zu Ley und Dad gehen.«

»Aber klar«, antwortet sie. »Schönen Tag noch, Karlie.«

»Euch auch, Adley«, verabschiedet sich Karlie und setzt sich wieder zu Brandon an den Tisch.

Mom und ich gehen zurück zu unserem Tisch, wo mich direkt der stechende Blick von Leyla trifft.

»Ist was?«, blaffe ich meine Schwester an.

»Nein, nein«, meint sie. »Du wirkst nur etwas … eifersüchtig.«

»Eifersüchtig?«, zische ich. »Sonst geht's dir aber gut.«

»Ziemlich gut, ja.«

»Lass das, Leyla.«

»Hört auf«, geht unsere Mom dazwischen. »Alle beide und benehmt euch eurem Alter entsprechend.«

»Sorry Mom«, nuscheln wir und senken den Blick.

Mir bleibt allerdings nicht verborgen, dass Karlie mit Brandon den Laden verlässt. Seine Hand auf ihrem Rücken.

Vielleicht bin ich doch eifersüchtig.

Ein kleines bisschen.

*

Meine Familie hat es vorgezogen, in meinem Haus zu übernachten, statt in einem Hotel. Das ist auch in Ordnung für mich, immerhin sehe ich sie nur alle paar Monate, aber heute haben sie nur ein Thema: Karlie und ihr Date!

Das habe ich nicht mehr ausgehalten, meinen besten Freund angerufen und ihn um eine Joggingrunde gebeten. Einfach um den Kopf freizukriegen, aber das klappt überhaupt nicht, wie ich es mir vorgenommen habe. Stattdessen grüble ich unentwegt darüber nach, ob Karlie das Date mit Brandon gefallen hat. Nichts lenkt mich heute ab und jetzt bläst mein bester Freund auch noch ins selbe Horn, wie meine Mutter und meine Schwester.

»Du bist eifersüchtig«, meint Asher als ich meinen Bericht über unser Aufeinandertreffen im Petite Paris abgeschlossen habe. Einzig allein mein Dad hat genug Anstand, sich bedeckt zu halten.

»Ich bin nicht eifersüchtig«, antworte ich genervt. »Darf ich mir denn keine Gedanken darüber machen?«

»Eigentlich nicht, nein«, erwidert er. »Karlie ist deine Ex-Freundin und sie kann daten, wen sie will, wann sie will und wo sie will.«

Trotzig sehe ich Asher an, denn auch das sehe ich anders. Vor allem, nachdem wir Sex hatten. Fantastischen Sex, der die ganze Nacht dauerte.

»Wir hatten Sex«, platzt es aus mir heraus und ich sehe Asher an, der abrupt stehenbleibt.

»Was?«, fragt er und schnappt nach Luft. »Du willst mich auf den Arm nehmen?«

»Nein«, seufze ich und stütze mich auf dem Geländer der Uferpromenade des Colorado Rivers ab. »Genau genommen hatten wir zweimal Sex und einmal haben wir rumgemacht.«

»Wann bitte war das?«, will er wissen. »Und wieso erfahre ich erst jetzt davon?«

»Das ist alles«, echoe ich. »Du bist sauer, dass du es erst jetzt erfährst?«

»Es war doch klar, dass ihr in der Kiste landet«, meint er schulterzuckend. »Die Frage war nur, wann und vor allem wieso du es mir erst jetzt erzählst.«

»Du bist echt sauer«, entfährt es mir.

»Natürlich bin ich sauer«, echauffiert er sich weiter. »Du gehst mit deiner Ex-Freundin ins Bett und sagst mir nichts, und mein Bruder legt seit einiger Zeit auch ein ganz merkwürdiges Verhalten an den Tag.«

»Liam?«, will ich wissen. »Wieso das?«

»Er hängt ständig mit Ruby ab, was du auch wüsstest, wenn du mir zuhören würdest. Was du nicht tust, weil sowohl in deinem Gehirn im Kopf als auch dem in deiner Hose nur Karlie ist.«

»Dem Gehirn in meiner …« Ich wiederhole seine Worte nicht noch mal und gehe auch nicht weiter darauf ein. »Vergiss es.«

»Liam, ja. Karlie und dich? Nein«, meint er. »Was war zwischen euch?«

»Wir hatten etwas miteinander am Set von dem Shooting für die Kampagne.«

»Das Shooting, wo Travis hinsollte?«

»Genau das«, erwidere ich immer noch angesäuert. »Ein paar Tage später hatten wir in der Dusche Sex.«

»Welcher Dusche?«, murmelt Asher.

»Der Mannschaftsdusche in der Facility«, gestehe ich meinem besten Freund.

»O Gott«, stößt Asher aus. »Hoffentlich habt ihr wirklich alles runtergespült.«

Ich verdrehe demonstrativ die Augen, weil er sich so kindisch benimmt.

»Darum erzähle ich dir nichts«, sage ich. »Du ziehst alles ins Lächerliche.«

Wahrscheinlich erzählt ihm auch Liam nichts, weil er für ihn auch nur so dämliche Sprüche übrig hat. Asher ist mein bester Freund. Ich würde ihm alles anvertrauen, aber manchmal kann er einfach nicht die Klappe halten, wenn es angebracht wäre.

»Tut mir leid«, meint er reumütig. »Wann war das zweite Mal?«

»Vor zwei Wochen in ihrem Haus«, sage ich. »Ich habe sie nach der Party nach Hause gebracht.«

»Und heute hatte sie ein Date mit Brandon Richards«, murmelt Asher und sieht mich an.

»Ja.«

»Du weißt aber schon, dass er schwul ist?«

»Nein«, antworte ich. »Ich meine ja, doch, das habe ich gehört. Das sind Gerüchte, Asher. Die beiden waren sehr vertraut und hatten viel Spaß.«

»Sie könnten Freunde sein«, wirft mein bester Freund ein, »rein platonisch.«

»Das glaubst du doch wohl selbst nicht«, maule ich.

»Eigentlich schon«, erwidert er. »Wieso denn auch nicht? Wieso findet jeder eine Freundschaft zwischen Frauen und Männern total absurd?«

»Weil es absurd ist«, entgegne ich. »Du bist wohl nicht das beste Beispiel, oder? Mit wie vielen Frauen warst du schon befreundet? Einer, null oder geht es doch in den Minusbereich.«

»Jetzt werd mal nicht unverschämt.«

»Ich bin nicht unverschämt«, zische ich. »Freundschaft zwischen Frauen und Männern funktioniert nicht. Noch dazu, wenn beide single sind.«

Asher stöhnt auf und wirft den Kopf in den Nacken.

»Du bist heute wirklich nicht der beste Gesprächspartner und solltest deinen Scheiß mit Karlie auf die Reihe bekommen, bevor es sich auf deine Leistungen auf dem Feld auswirkt.«

Mit diesem Rat klopft er mir auf die Schulter und joggt weiter.

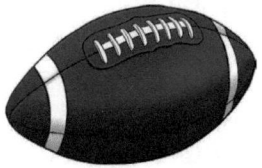

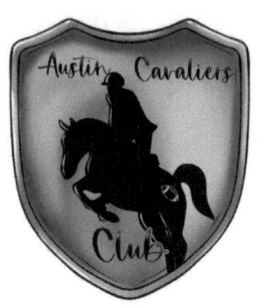

13. Kapitel

Becks

Cavaliers Ranch Field, am nächsten Tag

Das nächste Heimspiel gegen die New York Settlers steht an, und meine Konzentration könnte nicht schlechter sein. Nicht nur, dass ich pausenlos an Karlie und Brandon denken muss, ich habe mir gestern Abend auch noch einen oder zwei Whiskey zu viel genehmigt und üble Kopfschmerzen. Eine Tablette habe ich mich nicht getraut zu nehmen, weil ich Angst habe, beim Dopingtest aufzufallen. Nicht, weil eine einzige Kopfschmerztablette mir dort Probleme machen würde, sondern weil ich generell nicht an Spieltagen mit Mitteln im Körper erwischt werden will.

Asher läuft neben mir, aber sagt zum Glück keinen Ton. Den ganzen Tag ist er schon so schweigsam. Aber mir soll es nur recht sein, denn ich habe keine Lust, mich mit ihm und seiner Meinung zu beschäftigen. Mein bester Freund hat längst gemerkt, dass ich ein wenig neben der Spur bin.

Die Fans jubeln uns zu, als wir den Tunnel verlassen und zum Warmmachen über das Feld laufen. An der Sideline sehe ich Leyla und meine Eltern stehen. Sie unterhalten sich mit Ashers und Liams Dad Jack, der heute auch da ist.

»Hallo«, begrüße ich meine Familie und lasse mich von meiner Mom drücken. Durch die Shoulder Pads werden meine sowieso schon breiten Schultern noch ein Tick breiter, sodass sie ihre Arme kaum darum schlingen kann.

»Hallo Schatz«, begrüßt Mom mich.

»Bist du bereit?« Dad klopft mir auf die Schulter und grinst mich an. »Du weißt, dass mein Herz auch für die Settlers schlägt. Sei nicht allzu hart zu ihnen.«

»Ich versuche es, Dad«, erwidere ich grinsend.

Die Settlers haben eine starke Defense und ihr Rookie Defensive End Jordan Kingsford ist ein Genie auf seinem Gebiet. Kein Wunder, dass der Knabe ein Erstrundenpick war. Das zeigt aber auch, wie schlecht die Settlers eigentlich dastehen, wenn sie den besten Defensive End des letzten Collegejahres holen konnten.

»Hey Liam.« Die Stimme lässt mich aufsehen. Karlie steht nur ein paar Schritte von mir entfernt bei Liam und umarmt ihn freundlich. Neben ihr Ruby, die es ihr gleichtut. Was ist das nur, was da zwischen meinem Kollegen und der Tochter vom Coach läuft? Ruby ist doch gar nicht sein Typ. Liam datet Bethany Andrews, die so ziemlich das genaue Gegenteil von ihr ist. Vielleicht hat Asher doch recht und sie sind nur Freunde. So wie Liam und Karlie nur Freunde sind.

»David?« Leyla sieht mich fragend an. »Viel Glück.«

»Ja, danke«, sage ich etwas abwesend und gehe nach einer kurzen Verabschiedung von meiner Familie zurück in Richtung Kabine.

»Seit wann sagst du meinem alten Herrn nicht mehr Hallo?«, will Asher vorwurfsvoll wissen. Ich beiße mir schuldbewusst auf die Unterlippe und weiche seinem Blick aus.

»Sorry«, nuschle ich daher.

»Ja klar.«

»Es tut mir leid, okay?«, fahre ich Asher an. »Ich bin mit den Gedanken nicht ganz da heute.«

»Dann würde ich vorschlagen, dass du es ganz bald bist, weil du gleich ein Spiel zu gewinnen hast.«

Mein Gott ist der angepisst.

Wir gehen zurück in die Kabine, um die Ansprache von Coach Sanders zu hören, ehe es zurück aufs Feld geht. Beim Einlaufen ins Stadion werden, wie bei jedem Heimspiel, Feuerfontänen in den Himmel geschossen und die Fans jubeln uns zu. Ich lasse mich vollkommen mitreißen und genieße es wie immer jede Sekunde, die ich hier spielen darf. Mit dreißig Jahren gehöre ich nicht zum alten Eisen, das weiß ich, doch ich bin auch kein Rookie mehr. Mein Vertrag bei den Cavaliers läuft noch einige Jahre, aber mir vorzustellen, irgendwann getradet zu werden ist furchtbar. Austin ist meine Heimat, die Cavaliers sind mein Team. Ich will nirgendwo anders spielen.

Die Nationalhymne verklingt und ich laufe mit den Schiedsrichtern und dem Kapitän der Settlers zum Coin Toss.

»Kopf oder Zahl, Becks?«, will der Referee wissen.

»Kopf«, entscheide ich wie immer. In meiner Karriere habe ich erst einmal Zahl gewählt. Keine Ahnung, was da in mich gefahren ist. Denn es war auch noch das Championship Game. Wir sind sang– und klanglos untergegangen damals. Seitdem wähle ich nur noch Kopf.

Der Referee wirft die Münze und sie landet mit dem Kopf nach oben.

»Wir starten mit der Offense«, entscheide ich. Ebenfalls wie immer und er nickt.

Meine Jungs kommen zu mir aufs Feld und wir klatschen miteinander ab, dann stellen wir uns im Kreis auf und ich suche den ersten Spielzug auf dem Wrist-Coach heraus.

»Ich spiele den Ball auf Asher, während Liam und Don versuchen sich freizulaufen. Alles klar?«

»Klar!«, brüllen meine Teamkollegen unisono.

Die Aufstellung erfolgt.

»Down!«, gebe ich das erste Kommando und sehe noch mal zur Seite, wo Liam an der Linie steht. »Set!« Wir gehen in Position. »Hut!«

Maddox, mein Center, passt mir den Ball zu. Ich fange das Ei und laufe mich in der Pocket frei. Die Jungs erspielen mir genug Raum, sodass ich einen weiten Blick über das Feld habe. Asher ist in einer guten Position. Nach noch einem schnellen Blick nach links, dass auch Don seinen Defense Spieler in Schach hält, werfe ich. Doch da ist plötzlich niemand mehr. Asher steht einige Yards weiter vorn, als ich bemessen habe beim Wurf. Doch es ist zu spät. Sie versuchen noch zu retten, was nicht mehr zu retten ist. Mein Herz rast in meiner Brust und am liebsten würde ich die Augen schließen. Ausgerechnet dieses Wunderkind Jordan Kingsford steigt auf und fängt den Ball! Der Typ ist ein gottverdammter Defensive End. Wie in aller Welt fängt der den Ball ab?

»Was war das?«, brüllt Asher. »Wo wirfst du hin? Bist du vollkommen bescheuert?«

»Tut mir leid«, erwidere ich lahm und ziehe mir den Helm vom Kopf.

Erster Drive, erster Pass, erste Interception.

Schlimmer hätten wir nicht in das Spiel starten können.

»Becks!«, brüllt Coach Sanders und ich trotte zu ihm herüber. »Was war das?«

»Sorry Coach«, antworte ich niedergeschlagen.

»Das kann passieren, Junge«, muntert er mich auf und reicht mir eines der Tablets, nachdem ich mich auf die Bank gesetzt habe. »Der nächste Drive wird besser. Meine nächste Ansage wird es nicht, wenn du noch eine Interception wirfst.«

»Geht klar, Coach«, entgegne ich leise.

Unsere Defense hält uns gut im Spiel, zwar macht New York einige Yards nach vorne, aber sie schaffen es schließlich nur in Field Goal Range. Die drei Punkte versenkt ihr Kicker sicher, doch nun haben wir eine neue Chance. Nach meinem Totalausfall im ersten Drive muss ich mich steigern.

Das Tablet lege ich neben mich auf die Bank und gehe aufs Feld. Erneut besprechen wir uns und ich gebe den Drive vor. Diesmal auf Liam und nicht auf Asher. Mein bester Freund ist mit dieser Entscheidung nicht einverstanden, aber er sagt zum Glück nichts dazu.

»Down!«, rufe ich. »Set!« Alle in Position. »Hut!«

Maddox' Snap ist perfekt und ich laufe mich in der Pocket frei. Die Defense Spieler sind gut geblockt und ich werfe den Ball. Er gleitet durch die Luft, hat einen schönen Winkel und landet in Liams Armen.

»Ja, Mann!«, brülle ich und balle die Hände zu Fäusten.

Das Ei fest unter den Arm geklemmt, legt mein Kumpel einen unglaublichen Run hin, sodass wir zwanzig Yards gutmachen und damit schon in Field Goal Range kommen.

»Weiter geht's!«, rufe ich und hole die Jungs zu mir.

»Wir wiederholen das«, sage ich, als wir im Kreis stehen. Kein Murren, keine Widersprüche. Auch Asher nickt zufrieden.

Erneut die Aufstellung, das Signal kommt, aber diesmal durchschauen die New Yorker uns. Ich werde gesacked. Genervt lasse ich mir von Maddox aufhelfen. Zweiter und zehn. So hatte ich mir das nicht vorgestellt, aber nun gut.

Während wir den zweiten Versuch ausspielen, ändere ich spontan meine Meinung und gebe den Ball hinterrücks an Liam ab. Wir trainieren diesen Spielzug immer wieder, aber setzen ihn zu selten ein. Liam ist einer der schnellsten Running Backs der Liga. Das beweist er auch jetzt. Die New Yorker Defense ist so überrascht von unserem Spielzug, dass sie ihn laufen lassen. Er ist verdammt schnell, dass er den Ball in die Endzone bringt.

»Touchdown für die Austin Cavaliers!«, verkündet der Stadionsprecher lautstark. »Unsere Nummer fünfzehn! Liam! Moore!«

Die Fans grölen seinen Namen und ich laufe zu ihm und umarme ihn.

»Das war geil, Mann.«

»Danke«, meint er grinsend und winkt seinem Dad zu, der auf der Tribüne steht.

Mit diesem Touchdown sind wir zurück und mein Fehler aus dem ersten Drive ist hoffentlich vergessen.

Die Bässe auf der Siegesparty hallen in meinen Ohren wider und ich stürze meine Jacky-Cola herunter. Wir haben das Spiel mit einem Touchdown gewonnen. Es war hart umkämpft und nicht fehlerfrei. Zwar habe ich mir keine Interception mehr geleistet, aber ein paar Sacks kassiert, die dem Coach überhaupt nicht gefallen haben. Da kann ich mir morgen noch einiges anhören.

Wie sollte es anders sein, checke ich unbewusst immer wieder ab, ob Karlie auf der Party erscheint, aber das tut sie nicht. Dabei hat sie Ruby das letzte Mal auch begleitet.

Ruby steht an der Bar und unterhält sich mit Irma, der Freundin unseres Fullbacks Harry Leicester.

»Hey«, begrüße ich sie.

»Hi«, erwidert Ruby und Irma nickt mir zu.

»Weißt du, ob Karlie noch kommt?«, frage ich und spare es mir weiter, um den heißen Brei zu reden. Sie weiß, dass ich mich sowieso nur über ihre beste Freundin erkundigen möchte.

»Nein.«

»Nein, du weißt es nicht oder nein, sie kommt nicht?«

»Nein, sie kommt nicht.«

»Wieso?«, will ich wissen. »Das letzte Mal war sie doch auch am Start.«

O Mann, ich klinge langsam ziemlich verzweifelt.

»Heute nicht«, erwidert Ruby grinsend und ich verdrehe die Augen. Das sehe ich auch, dass sie heute nicht da ist. »Und bevor du weiter fragst: Sie wird auch nicht mehr kommen.«

Damit steht sie auf und geht davon. Vor den Kopf gestoßen von dieser Aktion, sehe ich ihr nach, aber einfallen tut mir dazu nichts. Ruby und ich waren noch nie die besten Freunde, und werden wir auch nie sein. Ich weiß nicht, was Karlie an ihr findet. Wahrscheinlich ist Ruby auch froh, dass es zwischen uns einfach nicht wieder richtig laufen will. Was denke ich denn da? Ruby wird es egal sein, solange Karlie glücklich ist. Nach ihrem erfolgreichen Date mit Brandon ist sie das wohl auch. Genervt stelle ich mein Glas auf der Theke ab und verschwinde auch von der Party.

»Wo willst du hin?«, fragt Asher.

»Weg«, antworte ich kurz angebunden und schlängle mich an ihm vorbei aus dem VIP-Bereich raus.

Eine halbe Stunde später

Das Taxi hält vor Karlies Haus, in dessen Wohnzimmer noch Licht brennt. Nur Gott allein weiß, was mich geritten hat hierher zu fahren. Ich habe weder besonders viel aufzubringen ihr gegenüber, noch steht es mir zu hier zu sein. Mit ihrem Date mit Brandon hat sie mir deutlich gemacht, dass sie das mit uns abgehakt hat, oder nicht?

Dem Taxifahrer gebe ich ein üppiges Trinkgeld und ein Autogramm, ehe ich aussteige und auf Karlies Haustür zugehe. Immer wieder suchen mich Zweifel heim, ob das hier eine gute Idee ist. Diese wische ich schnell zur Seite. Auch als ich sehe, dass in ihrer Einfahrt nur ihre eigenen Wagen stehen.

Ich drücke die Klingel und falte die Hände nervös ineinander. Hinter mir höre ich die Reifen des Taxis quietschen, das mich nun endgültig bei Karlie abgesetzt hat.

Die Tür wird geöffnet und Karlie sieht mich überrascht an. Die Jeans und das Trikot, das sie im Stadion trug, hat sie gegen eine Flared-Leggings und ein weißes T-Shirt getauscht. Ihre langen blonden Haare fallen glatt über ihre Schultern.

»David«, stößt sie überrascht aus und tritt einen Schritt nach vorn auf die Veranda, als wolle sie mir den Blick ins Innere des Hauses versperren. Ist sie doch nicht allein und möchte nicht, dass ich es sehe? Möglicherweise ist dieser Brandon wieder bei ihr und ich habe ihren romantischen Abend auf der Couch gestört. Mein Magen dreht sich herum bei dem Gedanken an sie und ihn. Heftige Wellen der Eifersucht erfassen mich und ich sage das Dümmste, das ich sagen könnte: »Hast du Besuch von Brandon? Sitzt er auf der Couch.«

Verzweifelt versuche ich über sie hinweg ins Haus zu spähen.

»Wie bitte?«, entfährt es Karlie. »Wieso Brandon?«

»Nach eurem Date gestern«, zetere ich weiter.

Karlie sieht mich mit großen Augen an und bringt keinen Ton über die Lippen. Ich wusste es, dass er hier ist. Von wegen die sind nur Freunde, da liegt Asher so falsch, wie er nur falsch liegen kann.

»David ich …«, will sie sich wohl rechtfertigen, aber ich nehme ihr direkt den Wind aus den Segeln. Der Alkoholwert in meinem Körper lässt meine Zunge zusätzlich zu meiner Eifersucht verdammt locker werden.

»Nein, nein. Ist schon gut, immerhin ist es deine Sache, mit wem du ausgehst«, mache ich ihr weiter Vorwürfe. »Aber weiß er, dass du vor nicht mal zwei Wochen noch mit mir geschlafen hast?«

Nun fällt ihr endgültig alles aus dem Gesicht und ihre bisher noch erstaunte Miene wird stinksauer. Karlies Kopf läuft vor Wut hochrot an.

»Wie kannst du es wagen, mich als Schlampe hinzustellen?«, faucht sie. »Es geht dich zwar nichts an, aber ich habe seitdem wir miteinander geschlafen haben, mit keinem anderen Mann geschlafen. Ich war in den letzten … Gott, ich kann nicht glauben, dass ich das sage … Ich war in den letzten sechs Jahren kaum sexuell aktiv, okay? Im Gegensatz zu dir. Du hast es doch genossen als Single in die NFL zu kommen. So wie es immer für dich vorgesehen war.«

»Karlie ich …«

»Nichts Karlie«, unterbricht sie mich. »Du warst mein erster, das über viele Jahre. Ja, ich hatte Bekanntschaften in den letzten Jahren und ja, ich hatte auch Sex mit ihnen. Aber weißt du was? Ich habe in meinem Leben mit drei Männern geschlafen. Drei, David! Da du nicht ganz so auf den Kopf gefallen bist, wie es gerade den Anschein macht, weißt du auch, welchen Stellenwert du in meinem Sexleben hast und hattest. Gott, verschwinde von meinem Grundstück!«

Sie fährt herum und will mir die Tür vor der Nase zuschlagen, doch so weit lasse ich es nicht kommen.

Ohne zu zögern, stemme ich mich dagegen, sodass Karlie samt der Tür ins Haus fällt. Ich hinterher.

»Es tut mir leid«, sage ich und ziehe sie an mich.

Karlie wehrt sich mit allem, was sie hat, aber es dauert nicht lange, bis ihr zarter Körper unter meinem aufgibt.

»Verpiss dich«, flüstert sie wenig imposant.

»Es tut mir leid«, wiederhole ich. »Ich war so verdammt eifersüchtig.«

»Auf Brandon?«, fragt sie und sieht mir direkt in die Augen.

Mein Herzschlag beschleunigt sich und ich nicke langsam. »Wieso?«

»Ich dachte, dass ihr euch datet und ich … raus bin.«

Karlie sagt nichts. Ihre Arme hängen schlaff

an ihrem Körper herunter, während ich sie halte. Ihre Augen tanzen zwischen meinem Mund und meinen Augen hin und her. Mein ganzer Körper steht unter Strom. Überall kribbelt es in der Hoffnung, dass sie sich zu mir vorbeugt und mich küsst.

»Brandon und ich sind Freunde«, sagt Karlie schließlich und löst sich von mir. »Mehr ist da nicht und mehr wird nie zwischen uns sein.«

»Okay«, antworte ich dümmlich daher.

»Geh jetzt bitte«, sagt sie und öffnet die Haustür erneut. Ihr Blick bohrt sich tief in mein Inneres. Wie oft kann einem ein– und dieselbe Frau eigentlich das Herz brechen? Fuck.

»Ich kann nicht«, sage ich und schiebe betreten die Hände in die Taschen meiner Jeans.

»Wieso?«, will sie sichtlich erschöpft wissen.

»Das Taxi, das mich hergebracht hat, ist weg.«

Sie stöhnt auf und schüttelt den Kopf. Karlie resigniert, das sehe ich ihr an und ich bin plötzlich wieder im Spiel. Denn wenn ich hierbleibe und die Nacht mit ihr verbringe, bedeutet das auch, dass wir im selben Bett schlafen. Mit nun deutlich breiterer Brust sehe ich sie an.

»Ich könnte hierbleiben ...«

»Und was dann?« Karlie lacht. »Ich lasse dich in mein Bett und diese Unterhaltung vorhin hat nie stattgefunden.«

Aufgeregt nicke ich.

»Du Spinner«, antwortet sie, aber schließt

die Haustür dennoch hinter mir. »Du kannst bleiben. Ich lege dir ein Handtuch und eine unbenutzte Zahnbürste hin. Die Couch ist deine.«

Super, damit habe ich ein Ziel schon erreicht, aber ... die Couch?

»Die Couch?«, frage ich und folge Karlie ins Wohnzimmer.

»Ja, die Couch«, antwortet sie und beginnt damit, sie für mich fertig zu machen. »Mein Gästezimmer steht voll mit Kisten.«

»Ich dachte ... nun ja ...« Verlegen kratze ich mich am Hinterkopf. »Ich könnte vielleicht in deinem Bett ... schlafen.«

»Die Couch, David«, wiederholt sie mit starker Stimme.

»Die Couch«, stimme ich mürrisch zu.

Karlie lächelt mich an und verschwindet anschließend im Badezimmer, wo sie mir alles zurechtlegt, schätze ich. Mein Plan lief zwar nicht ganz so, wie ich es mir erhofft hatte, aber ich weiß nun, dass Brandon und sie nur Freunde sind, dass ich der – sexuell gesehen – wichtigste Mann in ihrem Leben bin und, dass die Sache mit uns definitiv noch nicht vorbei ist.

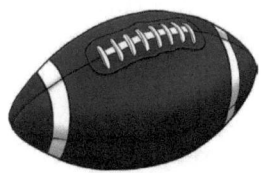

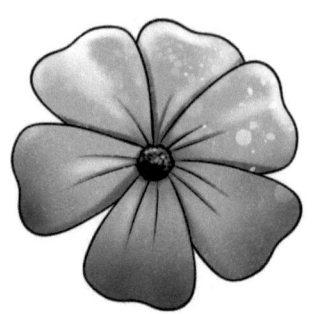

14. Kapitel

Karlie

Das Erste, was mir am nächsten Morgen einfällt, ist, dass ich nicht allein im Haus bin, was dazu führt, dass ich meine Bettdecke noch ein Stück weiter nach oben ziehe. Bis unter die Nasenspitze, als würde David jetzt wirklich in mein Schlafzimmer schleichen und mich beobachten. Außerdem bin ich nicht nackt, sondern trage einen Pyjama. Nicht mal meinen wattierten Bralette-BH habe ich ausgezogen, weil ich so paranoid bin, dass er meine Nippel sieht. Dabei ist das bescheuert, weil er mich mehr als einmal nackt gesehen und meine Brüste berührt hat. Mit seinen Händen, seinen Lippen oder seiner Zunge.

Frustriert stöhne ich auf und lege mir den rechten Arm über die Augen. Die Situation zwischen uns ist komplett verfahren. Wir haben uns in eine Sackgasse manövriert, in der jeder Stellung bezogen hat und diese nicht verlässt. Wie das mit Sackgassen ist, gibt es nur einen Ausgang. Einen Ausgang, den wir beide nicht wollen. Irgendwie war es total süß, wie eifersüchtig er auf Brandon reagiert hat und es hat mir gezeigt, dass ich ihm alles andere als egal bin. Dann hat es mich wiederum verletzt, weil er annahm, dass ich nicht mal zwei Wochen nachdem wir die Nacht miteinander verbracht haben, mit einem anderen Mann schlafe. Ehrlich gesagt frage ich mich, ob David wirklich nicht weiß, dass Brandon schwul ist. Es wäre anzunehmen, denn wenn er das wüsste, hätte er niemals so reagiert.

Immer noch kein Stück weiter, wie ich nun mit der Situation umgehen mag, werfe ich die Bettdecke zurück und stehe auf. Wenn ich den ersten Kaffee intus habe, sieht die Welt schon gleich viel rosiger aus. Davon bin ich überzeugt. Ein schlechter Deal sieht nach einem Kaffee auch immer besser aus. Der Deal mit David ist verdammt schlecht für mich. Statt mich anzuziehen, gehe ich in meinem Pyjama nach unten, was in Anbetracht dessen, was mir noch vor wenigen Minuten durch den Kopf ging, total irre ist.

Mit jeder Treppenstufe werde ich nervöser und mein Herz schlägt schneller in meiner Brust. Hoffentlich schläft David noch und ich habe ein paar Minuten für mich, mit meinem

Kaffee versteht sich, um über alles nachzudenken.

Meine Gebete werden nicht erhört. Im Gegenteil, sie werden in der Luft zerrissen. Denn David steht, nur in einer engen schwarzen Boxershorts bekleidet, in meiner Küche und macht Kaffee. Der Vollautomat mahlt die Bohnen lautstark, sodass er mich zunächst nicht bemerkt. Das gibt mir genügend Zeit, ihn zu betrachten. Das mache ich unheimlich gerne, wenn ich auch jeden Zentimeter seines makellosen Körpers kenne. Seine ausgeprägte Rückenmuskulatur zuckt bei jeder Bewegung und seine tätowierten Arme laden dazu ein, von ihnen gehalten zu werden.

Da ich nicht möchte, dass er sich herumdreht und mich beim Starren erwischt, räuspere ich mich.

»Morgen«, krächze ich. »Wie ich sehe, hast du bereits Kaffee gemacht.«

»Morgen«, antwortet David und dreht sich mit einer dampfenden Tasse in der Hand herum. Die Arme vor der Brust verschränkt, steht er vor mir. Sein durchtrainierter Bauch zieht mich magisch an. Die feine Haarspur unterhalb seines Nabels, lässt mich verrückt werden. Meine Mitte zieht sich sehnsüchtig zusammen und am liebsten würde ich ihn anspringen.

»Ja, ich dachte, ich bediene mich. Möchtest du auch einen?«

David reicht mir die Tasse und ich nehme sie an.

»Danke«, wispere ich und in meinem Bauch kribbelt es verräterisch, als sich unsere Fingerspitzen berühren.

»Bitte«, antwortet er und dreht sich wieder zur Kaffeemaschine herum. »Essbares hast du nicht viel.«

»Ich weiß«, kichere ich und streiche mir die Haare zurück. Anschließend setze ich mich auf einen der Barhocker an der Kücheninsel »Mir reicht morgens ein Kaffee und im Büro gibt es einen Bagel.«

»Verstehe«, meint er und wendet sich mir wieder zu. »Dabei ist das Frühstück die wichtigste Mahlzeit des Tages.«

»Ach ja?«, frage ich grinsend nach.

»Ja«, erwidert er und nimmt den zweiten Kaffee an sich. David setzt sich zu mir an die Kücheninsel. »Wann musst du heute ins Büro?«

»Ich habe heute frei«, sage ich.

»Montags?«

»Da staunst du, was?«, necke ich ihn.

»Ja, da staune ich in der Tat.«

»Das ist Teil meiner neuen Work-Life-Balance. Solltest du auch mal versuchen.«

Er lacht herzlich, was ein Kribbeln in meiner Magengegend verursacht. Die Schmetterlinge sind mal wieder unaufhaltsam auf dem Vormarsch.

»Und wie soll ich das machen, wenn meine Work-Life-Balance vom Verein gesteuert wird?«

»Das ist ein interessantes Argument«, antworte ich und zwinkere ihm zu. »Heute hast du auch frei, oder?«

»Wenn Coach Sanders nicht spontan anruft, um mir wegen der Interception noch den Arsch aufzureißen, ja.«

Ja, die Interception im ersten Drive war richtig mies. Das hätte nicht sein müssen und ich verstehe immer noch nicht richtig, wie es so weit kommen konnte. So unkonzentriert wie gestern, habe ich ihn selten erlebt.

»Das war wirklich nicht gut gespielt«, sage ich ehrlich.

In diesem Punkt habe ich ihn noch nie belogen oder ihm gesagt, was er hören wollte, um sich besser zu fühlen. Davids Leistung gestern war unterirdisch in den ersten Drives.

»Hm«, macht er. »Was hältst du davon, wenn ich dich zum Frühstück einlade? Als kleines Dankeschön, dass ich nach meinem saublöden Auftritt gestern nicht vor die Tür gesetzt wurde.«

Ein süßes Grinsen umspielt seine Mundwinkel und mein Herz macht einen Hüpfer. Lädt er mich zu einem Date ein oder träume ich? Man könnte es definitiv als Date bezeichnen, immerhin gehen wir miteinander essen.

»Okay«, stimme ich zu. »Lad mich zum Frühstück ein.«

»Super«, sagt er und kippt seinen Kaffee runter. »Dein Kaffee schmeckt auch nicht.«

»Wie bitte?«, frage ich und ziehe die Augenbrauen hoch. »Das sagt der Kerl, der früher nur diese ekligen Pads brauchte.«

»Das ist Jahre her.« David winkt ab und stellt seine ausgeschüttete Kaffeetasse in die Spülmaschine. »Meine Ansprüche haben sich gesteigert.«

»Aha«, erwidere ich mit einem Grinsen auf den Lippen.

»Zieh dich an, wir fahren zu mir, ich wechsle meine Klamotten und es geht los.«

»Yes Sir«, antworte ich und jogge ins Obergeschoss, um mich umzuziehen. Auf dem Weg dorthin giggle ich vor mich hin wie ein Teenager, der endlich bei seinem Schwarm gelandet ist, weil ich mich so sehr freue.

*

David zieht seine schwere Haustür hinter sich zu und besieht mich mit einem fragenden Blick.

»Was wird das?«, fragt er, als er auf mich zukommt, während ich an der Fahrertür meines Wagens warte.

»Ich fahre«, antworte ich.

»Auf keinen Fall«, meint er. »Du fährst schrecklich, Karlie.«

»Wie bitte?«

»Drei von vier Ampeln waren fast rot.«

»Siehst du«, erwidere ich. »Fast.«

Er verdreht die Augen und lacht leise. »Im Ernst Karlie, das war nicht cool.«

»Ja ja«, antworte ich. »Steig ein.«

»Ich fahre«, besteht er auf seinen Wagen, der

direkt neben meinem steht. »Außerdem magst du es doch von einem heißen Typen durch die Stadt kutschiert zu werden.«

»Welchem heißen Typen?«, erwidere ich und halte mir die Hand an die Stirn, um anzudeuten, dass ich nach einem Ausschau halte. Erneut verdreht er die Augen und entriegelt seinen Lamborghini.

»Steig ein, Karlie«, bittet er mich und die Flügeltüren gleiten nach oben.

»Angeber«, grummle ich und lasse mich auf den weichen Ledersitz fallen. David steigt auf der Fahrerseite ein und wir schnallen uns an. Langsam lässt er den Wagen rückwärts aus seiner Einfahrt rollen. Seine imposante Villa wird immer kleiner vor uns. Wobei klein nicht das richtige Wort für diese Hütte ist. Mein Häuschen ist schon nicht unbeträchtlich, aber es passt mindestens zweimal in Davids Haus. Es ist der absolute Wahnsinn. Von innen und von außen. Als ich vorhin in seiner Küche auf ihn gewartet habe, wollte ich nicht zu neugierig sein. Sein Haus ist von einer Innenarchitektin eingerichtet worden, das sieht man sofort. Alles sehr steril und in gediegenen Farben. Allein die schwarzen Marmorfließen in der Küche kosten gut und gerne eine Niere. Unsere gemeinsame Wohnung hatte ich mit Dekoration und Fotos vollgestopft. Da das aber alles von mir aus ging und nicht von ihm, finde ich das natürlich nicht in seinem Haus.

»Wo wollen wir denn hin?«, frage ich.

»Am Rande der Flusspromenade hat ein neues Café eröffnet, das gut sein soll«, antwortet er. »Außerdem würde ich dort weitestgehend unerkannt bleiben.«

Es liegt mir auf der Zunge ihn zu fragen, ob er denn nicht mit mir gesehen werden möchte, aber ich verkneife es mir lieber. Das würde nur wieder zu Streit zwischen uns führen. Den wollen wir beide vermeiden und außerdem ist David in Austin bekannt wie ein bunter Hund, dass er ungestört frühstücken möchte, kann ich nur zu gut verstehen. Zwar ist meine Bekanntheit auch hoch in der Stadt, aber nicht mal ansatzweise so hoch, wie seine.

»Klingt gut«, stimme ich ihm zu. »Weißt du noch, als wir damals essen gehen wollten in diesem superhippen neuen Restaurant am Campus und du eine Lebensmittelvergiftung hattest?«

David hatte sich damals für einen Fisch entschieden, der wohl ein bisschen zu lange in der Sonne lag. Bereits auf dem Heimweg plagten ihn furchtbare Bauchschmerzen, aber damit noch nicht genug. Er übergab sich die ganze Nacht und lag über eine Woche im Bett. Mir ging es zum Glück gut.

»Erinnere mich bitte nicht daran«, meint er und verzieht immer noch angewidert den Mund. »Das war furchtbar.«

»Du warst so wehleidig«, ziehe ich ihn ein wenig auf. »Fast wie bei einer Männergrippe.«

»Mach dich nicht über mich lustig«, murrt

er. »Ich habe mir eine Woche die Seele aus dem Leib gekotzt.«

»Ich erinnere mich, ich habe dich die ganze Woche gepflegt.«

»Das hast du wirklich gut gemacht«, lobt er mich und ich grinse breit. Wir ignorieren jetzt mal den Fakt, dass er nach drei Tagen die Idee hatte, dass ich mir ein sexy Krankenschwesterkostüm anziehen soll. Das war auf seinen Fieberwahn zurückzuführen, ganz sicher.

»Du bringst mich aber nicht in ein Café, in dem das auch zu befürchten wäre, oder?«

»Gott, nein«, meint er. »Ich will doch, dass du wieder beim Training auftauchst. Warum warst du nicht da die letzten Einheiten?«

»Ich führe eine Firma«, antworte ich. »Es war nur gedacht, dass ich zu Marketingzwecken die ersten Einheiten mache, aber danach übernehmen meine Angestellten. Und sie sind wirklich gut, das schwöre ich dir.«

»Darüber wollte ich mich auch nicht beschweren«, meint er. »Es hatte mich nur gewundert und ich dachte, dass es … nun ja … etwas mit uns zu tun hatte.«

Überrascht sehe ich zu ihm herüber. Davids Blick ist auf die Straße gerichtet, aber ich weiß, dass ihn mein Zögern nervös macht.

»Ich musste wirklich einiges im Büro erledigen, das hatte nichts mit dir zu tun«, antworte ich. »Für mich ist die Zusammenarbeit mit den Cavaliers ein riesiges Ding. Da möchte ich alles selbst noch mal checken und unterschreiben.

Wenn ich aber mehrere Tage die Woche Fitness-trainerin für euch spiele, kann ich das nicht.«

»Verstehe«, meint er und seine Miene entspannt sich allmählich. »Also kommst du eher nicht zurück?«

»Doch, aber nicht mehr jeden Tag und jede Einheit«, erwidere ich.

David nickt und damit ist das Gespräch auch beendet. Er lenkt seinen Wagen durch den dichten Verkehr in der Innenstadt von Austin, bis wir unser Ziel erreichen. Ganz am Ende der belebten Uferpromenade des Colorado Rivers sind nicht mehr so viele Touristen und es ist deutlich ruhiger. David parkt den Lamborghini und schaltet den Motor aus. Dann schnallen wir die Sicherheitsgurte ab und steigen aus dem Wagen. Das Café befindet sich direkt gegenüber von dem Parkplatz.

Wir überqueren die Straße und er hält mir die Tür auf. Sofort schlägt mir ein unverwechselbarer Duft von frischem Kaffee, Bacon und Pancakes entgegen. Das Café ist cozy eingerichtet mit Loungemöbeln und kleinen Tischen. Farblich dominieren Erd– und Sandtöne kombiniert mit Sitzbezügen in einem schicken Mintgrün. Wirklich sehr, sehr hübsch ist es hier.

David legt seine Hand auf meinen Rücken, um mich durch den Laden zu navigieren.

»Hey Becks«, sagt eine Kellnerin.

»Hi«, begrüßt er sie ebenso freundlich und ich werfe ihr ein falsches Lächeln zu. Zig Fragen ploppen in meinem Kopf auf, die allesamt nicht gut sind. Er kann tun und lassen, was er möchte. Dass er die Kellnerin kennt, ist nicht ungewöhnlich. Vor allem wenn er schon ein paar Mal hier war. Dennoch rumort es in mir und ich bin eifersüchtig, dass sie einen so unbefangenen Umgang miteinander haben. Unser Verhältnis wird immer besser und besser, aber trotzdem ist es noch nicht das, was es einmal war.

»Sucht euch einen Tisch aus, ich komme gleich«, meint sie und wendet sich wieder einem anderen Gast zu. Wir durchqueren das Café, bis David sich den letzten Tisch in der Ecke aussucht.

»Du gehst wirklich auf Nummer sicher, was?«, frage ich.

»Ich will nicht erkannt werden. Wäre es okay, wenn ich mit dem Rücken zum Café sitze?«

»Klar«, stimme ich zu und rutsche auf die Bank. Er nimmt mir gegenüber Platz und wir scannen mit unseren Smartphones den QR-Code mit der Speisekarte. Wie zu erwarten haben sie eine üppige Auswahl an Frühstücken, bei denen ich mich kaum entscheiden mag.

»Darf ich euch schon etwas zu trinken bringen?« Erneut steht die Kellnerin bei uns, auf deren Namensschild ich lesen kann, dass sie Hailey heißt.

»Für mich bitte einen Cappuccino und einen Orangensaft«, bestellt David. »Und für dich?«

»Auch einen Orangensaft und einen Latte

Macchiato mit Karamell-Sirup.«

»Sehr gerne«, meint sie und tippt es in das Gerät in ihren Händen ein. »Essen schaut ihr noch?«

»Ja«, antworte ich und sie nickt und geht wieder. Leider muss ich zugeben, dass sie wirklich nur ihren Job macht und keine Sekunde versuchte, mit David zu flirten.

Ich schwanke schwer zwischen Pancakes mit Schokoladensauce und Marshmallows und belgischen Waffeln mit heißen Kirschen, Sahne und Vanilleeis.

»Hast du dich entschieden?«, will David wissen und ich sehe ihn an.

»Ich schwanke zwischen den belgischen Waffeln und Pancakes.«

»Verständlich«, meint er. »Ich nehme eine Waffel.«

»Dann nehme ich die Pancakes und du musst deine Waffel mit mir teilen.«

Das war früher schon eine bewehrte Masche von mir, zwei Gerichte zu bestellen und am Ende auszuwählen, welches ich haben möchte. Natürlich bin ich jetzt nicht mehr in der Position, ihm seine Waffel abzunehmen, wenn ich eine Schnute ziehe, aber einen Versuch ist es wert.

»Hier sind eure Getränke.« Hailey stellt sie vor uns ab und zieht erneut ihr elektronisches Gerät hervor, um unsere Bestellung aufzunehmen.

»Für mich bitte die belgischen Waffeln mit

Vanilleeis, Sahne und heißen Kirschen«, sagt David.

»Sehr gerne«, erwidert Hailey und notiert es. »Und für dich?«

»Für mich bitte Pancakes mit Schokoladensauce und Marshmallows.«

»Kommt sofort!« Mit einem weiteren Lächeln an uns gerichtet, dreht sie sich herum und eilt davon.

David sieht ihr nicht nach, er hat nur Augen für mich und das freut mich enorm. In meinem Inneren kribbelt es und langsam glaube ich, dass das zwischen uns doch wieder etwas werden könnte.

»Karlie?«, fragt er und sieht mich zögerlich an, als wäre er sich nicht sicher, das Gespräch weiterzuführen.

»Ja?«, frage ich vorsichtig nach.

»Unser Gespräch vor ein paar Wochen vor deinem Haus«, meint er. »Über unsere Trennung.«

Binnen Sekunden wird mir unglaublich übel, denn ich habe nicht damit gerechnet, dass er dieses Gespräch noch mal führen möchte. Noch dazu in einem Café in der Öffentlichkeit. Wir haben uns getrennt und hatten wohl beide mehr als unterschiedliche Vorstellungen davon, wie es dazu kam. Letztendlich hat er die Beziehung beendet, weil er in die NFL wollte. Da gibt es für mich nichts dran zu rütteln.

»Was ist damit?«, frage ich.

»Können wir noch mal darüber reden?«,

will er wissen. »Bitte.«

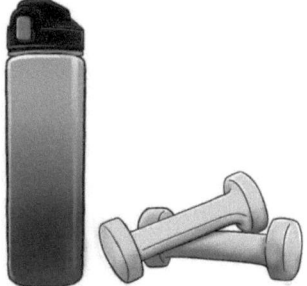

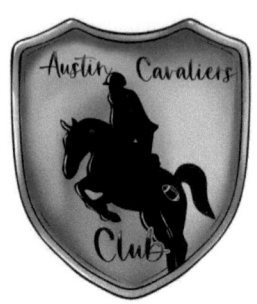

15. Kapitel

Becks

Karlies Blick nach zu urteilen war es wohl nicht die beste Idee, sie auf unsere Trennung anzusprechen. Die letzten Wochen habe ich dieses Thema immer mit mir rumgeschleppt und wollte unbedingt noch mal mit ihr darüber reden. Es beschäftigt mich, dass sie sich von mir trennen wollte und Ruby das ganz offen mitgeteilt hat, aber es im Umkehrschluss so dreht, dass ich an allem Schuld bin. Sicher habe ich nicht alles richtig gemacht und das Verhalten meines damaligen Managements war auch nicht in Ordnung. Schließlich dachte ich, bevor sie es beendet, beende ich es. Unsere Beziehung war an einem Punkt, an dem wir nicht mehr zusammenpassten. Mein Fokus lag auf der NFL und Karlies auf ihrer Influencer-Karriere. Beide haben wir erreicht, was wir uns am Ende der Uni vorgenommen haben, aber zu welchem Preis? Was wäre aus uns geworden, wenn wir unsere Probleme damals offen angesprochen hätten. Weiter natürlich, was wäre, wenn die Zusammenarbeit zwischen *KaBloom Fitness* und den Austin Cavaliers nicht wäre.

»Du willst reden«, durchbricht Karlie die Stille. Ihre Unterlippe zittert leicht und ihre Hände legen sich krampfhaft um ihr Latte Macchiato Glas. »Rede.«

Fuck. Ich habe in ein Wespennest gestochen mit meiner Bitte, aber jetzt kann ich es nicht mehr rückgängig machen, das kommt noch blöder an.

»Mein damaliges Management war der Meinung, dass ich mich als Single in der NFL besser vermarkten lasse, ja«, räume ich ein und atme tief durch. »Das habe ich nie abgestritten.«

»Du hast es abgestritten«, unterbricht sie mich. »Immer wenn ich mit dir über sie reden wollte, hast du abgeblockt.«

»Weil es für mich nichts zu reden gab«, erwidere ich. »Es war mir egal, was sie meinten, was die beste Vermarktungsstrategie wäre.«

Karlies Lippen sind fest aufeinandergepresst und ich rechne mit einem weiteren Widerspruch, doch sie bleibt still.

»Für mich war das keine Option«, rede ich weiter. »Ich wollte mich nicht von dir trennen. Warum auch? Es war doch alles in Ordnung bei uns.«

»Glaubst du das wirklich?«, flüstert sie. »Dass in diesen Wochen noch alles in Ordnung war. Ich nämlich nicht. Für dich gab es zunächst den Combine und dann den Draft. Nichts anderes war dir mehr wichtig, um nichts hast du dich geschert. Das mal unabhängig von der Meinung deines Managements über unsere Beziehung.«

»Weil das mein großer Traum war«, entgegne ich angespannt. »Und ich dachte, dass du dafür Verständnis hast.«

Ich merke, dass ich zum Ende hin immer lauter werde. So viel dazu, dass wir uns entspannt aussprechen und die Wogen glätten. Dieses Gespräch ohne Streit zu führen ist lächerlich, weil wir beide so verdammt sauer auf den anderen sind. Angespannt reibe ich mir über die Stirn, um mich nicht weiter im Ton zu vergreifen.

»Ich habe dich immer unterstützt«, ergreift sie nun das Wort. »All die Jahre war ich für dich da. Aber ich … ich war auch an einem Punkt in meinem Leben, an dem es um meine Zukunft ging. Das hast du doch gar nicht mehr mitbekommen. Alles, womit du beschäftigt warst, war es aus David endlich Becks zu machen.«

»Das ist nun mal mein Spitzname«, antworte ich genervt, weil sie nicht müde wird, das zu betonen.

»Du wurdest immer mehr zu Becks, und warst immer weniger David«, wirft sie mir vor.

»Das ist nicht wahr, das ist …«

Hailey tritt neben unseren Tisch und stellt das Essen vor uns ab. Mir ist der Appetit gerade gehörig vergangen, aber das kann ich ihr nicht sagen. Karlie bedankt sich und Hailey geht zurück an die Theke.

»Doch es ist wahr«, nimmt Karlie unser Gespräch wieder auf und atmet tief durch. »Wir sind nicht mehr miteinander ausgegangen, ob mit Freunden oder allein. Das war uns immer wichtig, dass wir bei all deinen Terminen Zeit füreinander finden. Doch das hatten wir nicht mehr, du warst entweder beim Training, mit deinen Jungs weg oder mit deinem Management im Gespräch, um neue Deals auszuhandeln.«

»Ich …«

»Ich bin noch nicht fertig«, murrt sie. »Ich war Luft für dich, zumindest war das mein Gefühl. Wir lebten aneinander vorbei. Das Einzige, wo ich dachte, dass es noch irgendwie läuft, waren die kurzen Momente, in denen wir uns geküsst haben. Richtig geküsst und kein Begrüßungs– oder Abschiedskuss und beim Sex. Da hattest du bis zum letzten Tag Bock drauf.«

Diese Ansprache und die daraus resultierenden Vorwürfe muss ich erst mal sacken lassen. Fast schon lächerlich, dass ich mir imaginär auf die Schulter klopfe, dass wenigstens der Sex gut war. Wir haben uns nur noch zwischen Tür und Angel gesehen, das ist mir klar. Dennoch heißt es, in guten wie in schlechten Zeiten. Ich habe unsere Beziehung zumindest dahingehend sehr ernst genommen, dass ich dachte, dass sie auch diese Zeiten durchsteht.

»In ein paar Punkten stimme ich dir zu.«

»Aha und welchen?«, will sie angepisst wissen.

»Dem Sex.«

»David!«, ruft sie und hält sich augenblicklich den Mund zu, um die Aufmerksamkeit der anderen Gäste nicht unnötig auf uns zu ziehen. »Ist das dein Ernst?«

»Teilweise.« Sie verdreht die Augen. »Ich gebe zu, dass es schwierig war und wir nur noch wenig gemeinsam unternommen haben. Ja, ich war sehr fokussiert in diesen Wochen. Das kann ich nicht abstreiten, aber letztendlich hast du Ruby gesagt, dass du Schluss machen willst. Wieso?«

Karlie atmet tief durch und überlegt genau, was sie als Nächstes sagen wird. Das Schlimme daran, wenn man schon so viele Jahre miteinander verbracht hat, ist, dass man die Reaktionen des jeweils anderen verdammt gut einordnen kann. So gut, dass man seine kommende Reaktion voraussagen kann. Karlie weiß gerade nicht, was sie antworten soll. Wahrscheinlich schießt sie mit einem Vorwurf zurück.

»Es war eine Überlegung von mir mich zu trennen, nach allem, was ich wusste und wie es zwischen uns lief.«

»Und statt mit mir darüber zu sprechen, redest du mit Ruby.«

»Du hast doch auch mit Asher gesprochen«,

wirft sie mir vor.

»Ich habe mit Asher über die Vorschläge meines Managements gesprochen und da du uns belauscht hast, weißt du das auch.«

Mit verkniffener Miene sieht sie mich an.

»Ich habe viel nachgedacht«, sagt sie schließlich. »Dein Verhalten und die Art, wie du mit mir umgegangen bist, war so widersprüchlich. Das Gespräch, das du zwischen Ruby und mir belauscht hast, war so nicht. Ich wusste nur nicht mehr weiter und habe Ruby gefragt, ob ich die Beziehung beenden soll.«

»Habe ich mitbekommen«, murre ich.

»Dass du schließlich wirklich Schluss machst, das kam für mich doch unerwartet. Damit habe ich nicht gerechnet. Du hast mir das Herz gebrochen, David.«

Dass sie das sagt, voller Schmerz in den Augen, bricht wiederum mir das Herz. Ich wollte ihr nie wehtun und ihr so viel Leid zufügen. Uns beiden nicht, aber ich wusste damals nicht mehr weiter.

»Dass unsere Beziehung gescheitert ist«, antwortet sie und sieht mich fest an. »Es sollte damals vielleicht einfach so sein. Dass wir getrennte Wege gehen und erwachsen werden. Karriere machen.«

Ich schlucke den Kloß in meinem Hals hinunter und ignoriere den stechenden Schmerz in meinem Herzen. Obwohl … sie sagte, dass es damals nicht mehr sein sollte. Was ist mit heute? Sechs Jahre später und wir stehen mit beiden Beinen im Leben.

»Und was ist jetzt?«, frage ich. »Was ist mit der Zukunft?«

Karlie schlägt die Lider nieder und seufzt schwer. Erneut spannt sich mein Körper an und die Sekunde, bis sie mich wieder ansieht, fühlen sich wie Minuten an.

»Ich weiß es nicht«, flüstert sie. »Aber ich würde mich freuen, wenn wir es gemeinsam rausfinden.«

Es ist kein hundertprozentiges Ja, es ist aber auch kein Nein und das reicht mir.

»Das wäre schön«, antworte ich und nehme ihre Hand in meine. Karlie lächelt mich an und drückt zu.

Wir widmen uns schweigend unserem Essen und als wir wieder anfangen zu sprechen, reden wir nicht noch mal von der Trennung oder dem, was zwischen uns sein könnte. Es ist ein belangloses Gespräch über das Wetter in Texas im Gegensatz zu New York und Seattle. Ein Thema, das zeigt, dass wir beide nichts Falsches sagen möchten und einen erneuten Streit vom Zaun brechen.

Nachdem wir aufgegessen haben, lade ich Karlie unter Protest ein. Letztendlich zücke ich so schnell meine Kreditkarte, dass sie nichts anderes tun kann, als sich geschlagen geben.

»Wollen wir noch ein Stück die Promenade entlang gehen?«, frage ich, als wir das Café verlassen haben.

»Gern«, erwidert Karlie.

Schweigend laufen wir nebeneinanderher, wobei sich unsere Hände immer wieder berühren. Karlie wirft mir einen verstohlenen Blick zu, den sie aber sofort abwendet, sobald ich sie auch ansehe. Es erinnert mich stark an eines unserer ersten Dates, bei dem ich nicht zu weit vorpreschen wollte, und sie berühren. Andererseits sehnte ich mich auch danach, ihre Hand in meine zu nehmen, so wie jetzt.

Heute ist nicht vor zehn Jahren. Es hat sich viel zwischen uns verändert. Dennoch habe ich denselben starken Drang, sie zu berühren und ihre Hand zu halten.

Dass ich immer noch Gefühle für Karlie habe, weiß ich. Anfangs war es eine Abneigung dagegen, dass sie wieder in mein Leben getreten ist, dann war ich scharf auf sie und jetzt? Jetzt habe ich das Gefühl, dass sie die Eine für mich ist und immer war. Es ist aber auch viel zwischen uns passiert, dass sich das genauso langsam wieder aufbauen muss wie im College. Auch wenn wir mittlerweile mehrfach in der Kiste waren, was damals nicht der Fall war.

»Darf ich«, flüstere ich, als unsere Finger sich zum wiederholten Mal streifen, und hake meinen kleinen Finger in ihren ein. Karlie antwortet mir nicht, aber das Lächeln, das sie mir zuwirft, ist mir Zustimmung genug.

Schließlich ist es, nachdem wir noch einige Meter gegangen sind, Karlie, die ihre Hand in meine schiebt und unsere Finger miteinander verschränkt. Glücksgefühle machen sich in meinem Körper breit und ich ziehe sie näher an mich heran. Um sie noch enger bei mir zu haben, ihren Körper zu spüren und sie so schnell definitiv nicht mehr loszulassen.

»David?«, fragt sie.

»Ja«, antworte ich mit belegter Stimme.

»Hättest du … also hättest du mit mir Schluss gemacht, wenn du das Gespräch nicht gehört hättest?«

Ruckartig bleibe ich stehen und Karlie dreht sich zu mir herum. Sie sieht mich mit großen Augen an. Ihre Mundwinkel sind zu einem gequälten Lächeln nach oben gebogen.

»Nein«, antworte ich. »Das hätte ich nicht, weil ich dich geliebt habe. Ich war mir sicher, dass wir es schaffen.«

»Ich hätte auch nicht Schluss gemacht«, sagt sie. »Ohne dich wusste ich nicht richtig, was ich tun soll. Das klingt so abhängig, aber wir waren fast vier Jahre zusammen. Ich hatte meine Karriere und ich wollte viel erreichen, aber ohne dich erschien mir das nicht machbar. Vielleicht war es auch richtig, dass wir uns getrennt haben. Versteh mich bitte nicht falsch, denn ich habe dich auch geliebt. Aber damals waren wir einfach noch nicht so weit. Wir waren an der Uni, hatten die beste Zeit unseres Lebens. Es war gut, dass wir getrennte Wege gegangen sind, um heute hier zu stehen, wo wir stehen.«

»Das glaube ich nicht«, widerspreche ich ihr. »Denn ich war mir immer sicher, dass ich diesen Weg nur mit dir gehen möchte. Du warst meine Welt, Karlie und ich deine. Du solltest beim Draft neben mir sitzen, während meiner Präsentation bei den Cavaliers dabei sein. Genau so wollte ich an deiner Seite sein.«

»Es tut mir leid«, ist das Einzige, was sie antwortet. »Es war für uns beide damals nicht der richtige Zeitpunkt.«

Plötzlich zieht sie ihre Hände weg und entfernt sich von mir.

Räumlich und emotional und ich habe keine Ahnung, wie das schon wieder passieren konnte.

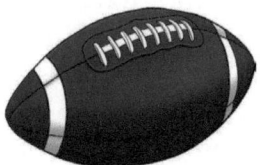

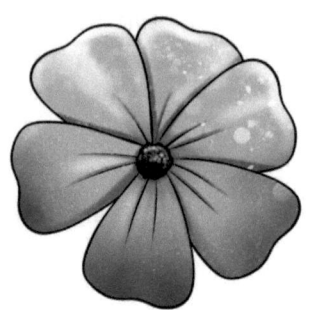

16. Kapitel

Karlie

Zwei Wochen später

Seit der Aussprache mit David sind zwei Wochen vergangen. Zwei Wochen, in denen ich viel nachdenken konnte und wir uns mal wieder nicht gesehen haben. Es tat gut, sich alles mal von der Seele zu reden und auch seine Sicht der Dinge zu hören. Ich glaube ihm, dass er nie wollte, dass es endet, wie es geendet ist. Wir haben uns geliebt und sahen unsere Zukunft mit dem jeweils anderen. Hätte er mir damals einen Heiratsantrag gemacht, hätte ich ohne Zögern Ja gesagt. Sogar als es schon so beschissen um uns stand. Ich bleibe aber auch bei meiner Meinung, dass es im Nachhinein besser für uns war, dass wir uns getrennt haben. David sollte Karriere in der NFL machen und ein großer Quarterback werden. Ich wollte mein Unternehmen aufbauen und ebenfalls etwas aus mir machen. Das ist uns beiden sehr gut gelungen, aber ich weiß nicht, ob es uns an der Seite des jeweils anderen gelungen wäre. Dabei muss ich wieder an Brandon und Gaston denken. Wenn sie sich outen und publik wird, dass Gaston zu Brandon gehört, wäre der Push für sein Restaurant enorm. Genauso schnell würde man ihm aber auch unterstellen, dass das alles Brandons Geld und Name finanziert und aufgebaut hat. Dass Gaston nur ein kleiner Franzose ist, der mit dem Namen des Unternehmersohns Karriere macht.

Bei mir wäre es ähnlich. Mit David an meiner Seite könnte ich an Seriosität als Geschäftsfrau einbüßen. Dass sein Name mir viele Türen öffnet, weiß ich, aber genau das ist doch das Problem. Vor allem weil viele Spielerfrauen Models und Fitness-Bloggerinnen und Influencerinnen sind, könnte es heißen, dass mein Vertrag mit den Cavaliers durch die Beziehung zu ihrem Quarterback zustande kam, und nicht, weil ich hart dafür gearbeitet habe. Als Frau in diesem Haifischbecken hat man es sowieso viel schwerer.

Das ist aber auch etwas, worüber ich mir klar werden muss, wenn ich ernsthaft darüber nachdenke, David noch eine Chance zu geben. Dass er das möchte, hat er mir deutlich gemacht. Tief in mir, möchte ich es auch. Ihn wieder an meiner Seite haben.

»Karlie«, sagt Ruby, die mir gegenübersitzt.

225

»Wo bist du mit deinen Gedanken?«

»Weit weg«, erwidere ich und lege ein unschuldiges Lächeln auf.

»Also hast du mir überhaupt nicht zugehört«, schlussfolgert sie betrübt.

»Nein, sorry ich …« Ich hole tief Luft. »Ich weiß, dass ich momentan eine wirklich miese Freundin bin. Aber bei mir ist viel los.«

»Wenn überhaupt bist du eine miese beste Freundin«, korrigiert sie mich grinsend. »Mir gefällt mein Job bei den Cavaliers, aber ich glaube, dass das noch nicht alles ist.«

»Wie meinst du das?«, frage ich und stelle mein Wasserglas, nach dem ich gegriffen habe, wieder vor mir ab.

»Ich will wieder studieren, Karlie«, sagt sie und ein Strahlen legt sich auf ihr Gesicht. »Medizin.«

»O wow«, stoße ich aus, weil ich damit nicht gerechnet habe. Die letzten Wochen war ich so sehr mit mir selbst beschäftigt, dass Ruby in meinem Leben kaum Raum fand. »Es tut mir so leid, dass ich das nicht bemerkt habe.«

»Passt schon.«

»Nein, es passt nicht«, widerspreche ich ihr. »Mein Kopf ist so voll mit meiner Karriere und …«

»Becks?«, rät sie.

»Ja, mit meiner Karriere und David, dass ich einfach darüber hinaus nichts mehr mitkriege.« Frustriert fahre ich mir durch die Haare. »Er will es noch mal probieren.«

»O mein Gott!«, kreischt Ruby und beißt sich anschließend auf die Lippe, als die Gäste vom Nachbartisch schon gucken. »Und was willst du?«

»Das Gleiche«, antworte ich. »Denke ich.«

Nervös falte ich meine Hände auf dem Tisch ineinander, was Ruby die Augenbrauen hochziehen lässt.

»Das ist toll, oder nicht?«, fragt sie. »Dass du dich damals nicht trennen wolltest, wissen wir beide. Genauso wissen wir, dass nie ein Mann ihm das Wasser reichen konnte in all den Jahren. Becks ist dein Traummann und du bist seine Traumfrau.«

»Glaubst du?« Ich lege den Kopf schief.

»Ich bin mir sicher«, antwortet Ruby. »Ihr solltet es noch mal miteinander probieren. Wieso denn auch nicht? Ihr seid erwachsen, steht mit beiden Beinen im Leben und habt eure Karrieren. Hier in Austin.«

»Du redest mir wirklich gut zu, dass ich ihm noch eine Chance geben soll.«

»Ja.« Ruby nickt energisch.

»Okay dann … vielleicht tue ich das«, antworte ich.

»Liebst du ihn?«

Bevor ich ihr antworte, lasse ich mir die Frage noch einmal durch den Kopf gehen. Nicht, weil ich zögere, sondern weil es eine so wichtige Frage ist, deren Antwort ich nicht binnen Sekunden rausplatzen möchte.

Ich weiß noch genau, wie er mir zum ersten Mal gesagt hat, dass er mich liebt. Wir sind an den Colorado River gefahren, damals noch in seinem klapprigen alten Ford. David breitete auf der Ladefläche eine Decke aus und wir kuschelten uns dort gemeinsam hin. Es war so romantisch. Dazu gab es ein Mitternachtspicknick und plötzlich sagte er mir, dass er mich liebt. Ich war völlig überwältigt und mir kamen die Tränen. Selbstverständlich sagte ich ihm, dass ich ihn auch liebte.

Bis heute habe ich wohl nicht damit aufgehört, denn nachdem wir uns ausgesprochen haben und alles zwischen uns geklärt ist, sind da immer noch dieselben Gefühle für ihn, wie damals.

»Ich glaube, ich habe nie damit aufgehört«, antworte ich Ruby auf ihre Frage.

Cavaliers Ranch Field, am selben Abend

Die Cavaliers haben heute das Sunday Night Game gegen die Denver Devils zu Hause im Cavaliers Ranch Field. Die Stimmung im Stadion ist unglaublich, als wir im dritten Viertel mit 21 : 0 führen. Das ist wirklich, wirklich gut. Die Mannschaft, insbesondere David, macht heute ihr bestes Spiel der laufenden Saison. Nachdem der letzte Drive von Denver kurz vor der Field Goal Range im vierten Versuch gestoppt wurde, ist die Cavaliers Offense rund um David wieder am Zug. Während er sich den Helm auf den Kopf zieht, läuft er über das Feld.

Die Mannschaft stellt sich im Kreis auf, er gibt den Drive vor und sie klatschen in die Hände. Bei einer Führung von drei Touchdowns zu Beginn der zweiten Halbzeit sollte ich nicht so verdammt nervös sein, wie ich es bin. Ich schaue lange genug Footballspiele, um zu wissen, dass bei zwei guten Drives der Devils noch alles drin ist. Dann sind sie auf vierzehn Punkte wieder dran und mit einem versenkten Field Goal wäre alles offen. Dann trennen sie nur noch vier Punkte von den Cavaliers, die sind wahnsinnig schnell aufzuholen. Deswegen muss auch die Offense weiterhin absolut konzentriert bleiben und nach vorn spielen.

Maddox gibt den Snap an David ab, der in der Pocket nach hinten läuft. Seine Kollegen blocken ihn gut frei, aber dabei übersehen sie leider einen Defense Spieler, der sich an David rangeschlichen hat.

»Verdammt!« Ein lautes Raunen geht durchs Stadion und er lässt sich aufhelfen.

Sie treten zum zweiten Versuch an, aber auch dieser wird noch an der Line of Scrimmage beendet. Die Defense der Devils hat sich gut auf die Offense der Cavaliers eingestellt und sie erzielen in diesem Drive keinen einzigen Punkt. Doch auch die Offense der Devils steigert sich. Sie holen die ersten drei Punkte des Spiels.

Im weiteren Verlauf wendet sich das Blatt im dritten Viertel gegen die Cavaliers, sodass es zu Beginn des vierten Viertels 24 : 17 steht. Das ist nicht gut, das ist gar nicht gut. Zum Glück bekommen wir den Ball zu Beginn des letzten Viertels und können Zeit von der Uhr nehmen. Nicht die fairste Art zu spielen, aber eine sehr effektive. Der Drive beginnt auch gut, doch plötzlich geht Liam zu Boden. Ob er mit den Cleats im Rasen hängen bleibt oder nicht, kann ich von hier oben nicht sagen. Doch er geht zu Boden, was gar nicht gut aussieht, und als er sich an das linke Knie fasst, stürmt Asher bereits auf ihn zu.

»Das darf doch nicht wahr sein«, flucht Ruby neben mir. »Ich habe ihm gesagt, dass er das lassen soll.«

»Was?«, frage ich.

»Die Belastung auf das linke Knie legen, wenn er einschätzen kann, dass es zu einem Sack kommt. Dafür ist es zu instabil. Ja, er kann ohne Schiene spielen, aber doch nicht so.«

Asher und Maddox helfen ihm auf und geleiten ihn unter Applaus der Zuschauer vom Feld zum Golf-Cart. Das sieht nicht gut aus.

»Entschuldige mich.«

Ehe ich etwas erwidern kann, ist Ruby verschwunden. Vermutlich, um nach Liam zu sehen. Was sich da in den letzten Wochen verändert hat zwischen den beiden, habe ich auch nur am Rande mitbekommen, weil ich einfach zu beschäftigt mit David und mir war.

Für Liam wird Logan, ein Rookie, eingewechselt, der seine Sache gut macht, aber den besten Running Back der Liga nicht ersetzen kann. Das Spiel plätschert im letzten Viertel vor sich hin. Schließlich gewinnen die Cavaliers es mit 27 : 20. Doch in der zweiten Halbzeit war es bei Weitem nicht mehr die Glanzleistung. Es war dann doch ein Arbeitssieg, aber das wird den Spielern herzlich egal sein.

Gemeinsam mit Rubys Mom Annie gehe ich zurück zur Sideline. Ruby ist nicht wieder aufgetaucht und wahrscheinlich immer noch bei Liam.

»Hey«, werde ich angesprochen und drehe den Kopf. David ragt vor mir auf. Er trägt immer noch seine volle Ausrüstung und seine Haare kleben schweißnass an seinem Kopf. Grinsend betrachte ich ihn und gehe noch einen Schritt auf die Absperrung zu.

»Hi«, begrüße ich ihn und mein Herz flattert aufgeregt in meiner Brust. »Gutes Spiel. Wenn auch hinten raus etwas eng …«

»Danke«, erwidert er. »Ja, hinten raus war es wirklich etwas zu eng.«

»Egal«, sage ich, um ihn ein wenig aufzumuntern. »Es war ein gutes Spiel und ihr habt gewonnen, das ist das Einzige, was zählt.«

»Das denke ich auch«, meint er. »Hast du noch was vor?«

Aus dem Augenwinkel entgeht mir nicht, dass wir unter Beobachtung stehen. Die ein oder andere Kamera ist auf uns gerichtet und auch Rubys Mom mustert uns interessiert. Ich versuche das auszublenden und mich auf den Mann vor mir zu konzentrieren. Die mediale Aufmerksamkeit kommt bei David im Gesamtpaket mit. Daran muss ich mich gewöhnen.

»Es ist halb zwölf in der Nacht, Ruby ist verschwunden«, erwidere ich. »Meine Möglichkeiten halten sich in Grenzen.«

»Hast du Lust noch mit zu mir zu kommen?«, will er wissen. David presst die Lippen aufeinander, die Nervosität ist ihm ins Gesicht geschrieben.

»Ja, warum nicht.«

»Du sollst dich nicht verpflichtet fühlen, Karlie«, setzt er nach. »Ich würde mich einfach … freuen.«

»Es ist süß, wenn du so schüchtern bist«, entfährt es mir kichernd. David verdreht die Augen und beugt sich zu mir vor. Als sein heißer Atem meine Ohrmuschel streift, bekomme ich eine Gänsehaut.

»Wäre es dir lieber, wenn ich gesagt hätte, dass ich dich mit zu mir nehmen will, um den Sieg richtig zu feiern«, raunt er mir zu. »Nackt und in meinem Bett.«

David zieht sich von mir zurück, wobei seine Hand immer noch auf meiner Hüfte liegt.

»Passt besser zu dir.«

Er lacht amüsiert auf.

»Warte an meinem Auto auf mich«, weist er mich an. »Ich beeile mich. Bis gleich.«

»Bis gleich«, flüstere ich und er lässt mich mit klopfendem Herzen zurück.

*

Nervös stehe ich an Davids Auto und warte, dass er aus dem Aufzug kommt. Mit ihm zu fahren war eine spontane Entscheidung, aber keine, die ich bereue. Ich will ihn und er will mich auch. Dass unsere heutige Verabredung nichts damit zu tun hat, ob wir wieder zusammenfinden, ist mir klar. David will Sex und ich auch.

Dann endlich tritt er aus dem Aufzug und mein Herz schlägt schneller. Er sieht zum Niederknien aus in dem weißen eng anliegenden T-Shirt mit der schwarzen Bomberjacke in Vereinsfarben sowie zerrissener Jeans. Dafür, dass wir nur nach Hause fahren, hat er sich ziemlich rausgeputzt.

»Du bist wirklich hier«, begrüßt er mich und öffnet den Wagen. Die Kofferraumklappe des massigen SUV öffnet sich von selbst und er legt seine Tasche hinein.

»Wenn ich dir zusage, dass ich komme, komme ich auch.«

Er schmunzelt und tritt auf mich zu.

»Das hoffe ich doch sehr, dass du heute noch kommst«, raunt er mir zu und zieht mich an sich.

Wir befinden uns immer noch in der Tiefgarage des Cavaliers Ranch Fields, die mit zig Überwachungskameras ausgestattet ist und trotzdem drückt er mich rücklings gegen seinen Wagen und küsst mich leidenschaftlich. Seufzend erwidere ich seinen Kuss und schlinge meine Arme um seinen Hals. Davids Zunge dringt forsch in meinen Mund ein. Sein massiger Körper wird gegen meinen gepresst und ein lustvolles Stöhnen verlässt seine Lippen, als er sein Becken an meinem kreisen lässt.

»Rutsch auf die Rückbank«, sagt er und öffnet die hintere Tür.

»Bist du wahnsinnig?«, will ich wissen und drehe den Kopf. »Hier sind überall Kameras.«

»In diesem Winkel nicht«, antwortet er und küsst meinen Hals, während seine Hände über meine Hüften fahren und das Trikot nach oben schieben. »Außerdem hat das Auto getönte Scheiben. Rein mit dir.«

»Du bist wahnsinnig«, wiederhole ich meine Worte und krabble dennoch voller Vorfreude auf die Rückbank. Hier ist zum Glück mehr als genug Platz für uns.

»Zieh deine Hose runter«, fordert er mit belegter Stimme und schließt die Tür hinter sich. Mir zittrigen Fingern öffne ich den Knopf meiner Jeans und schiebe sie mir über den Hintern und weiter über meine Oberschenkel, bis David sie auf Höhe meiner Knie ergreift und ganz herunterzieht. Vorher zieht er mir noch die Sneakers aus und wirft alles in den Fußraum. Anschließend sieht er mich mit lustverhangenen Augen an.

»Du bist so schön, Baby«, flüstert er und meine Mitte zieht sich erwartungsvoll zusammen. »Schieb dein Trikot ein wenig hoch, sodass ich deinen Bauch sehen kann.«

Auch das tue ich. Er lächelt mich an, legt

die Hände in meine Kniekehlen und spreizt meine Beine. David schiebt seinen massigen Körper dazwischen und verteilt süße Küsse auf den Innenseiten meiner Schenkel. Immer weiter arbeitet er sich nach oben, lässt meinen Körper vor Aufregung vergehen, bis er am Zentrum meiner Lust angekommen ist.

Aus seinen grünen Augen, die noch eine Nuance dunkler geworden sind, sieht er mich an. Dann greift er nach meinem Slip und zieht ihn mir aus. Die Feuchtigkeit, die bereits aus mir heraussickert, kann er nicht übersehen. Sie glänzt an meinem Eingang im Schein des schlecht beleuchtenden Raums.

David küsst meine rasierte Scham und neckt mein Klit, sodass sie aus ihrem Versteck hervorkommt und er sie zwischen seine schönen Lippen nehmen kann. Ich stöhne laut auf und beiße mir im selben Augenblick auf die Lippe, weil ich nicht weiß, wie schalldicht die Karre ist.

»Sei leise, Karlie«, sagt er. »Nicht sehen bedeutet nicht automatisch nicht hören.«

Überhaupt nicht schalldicht.

Meine Wangen färben sich rot und ich schiebe meine Hand in seine vollen Haare. Damit ziehe ich seinen Kopf von meinem Geschlecht weg.

»Bist du sicher, dass wir das tun sollten?«, will ich wissen. Auch wenn mein Körper längst eine Entscheidung getroffen hat.

»Verdammt sicher«, antwortet er. »Ich liebe

es, wie du das Leder der Sitze beschmierst.«

Augenblicklich erröte ich noch einen Tick mehr.

»Lass dich fallen, Baby«, wispert er und sein Kopf taucht erneut zwischen meinen Schenkeln ab. Ich presse mir die Hand vor den Mund und will mein Stöhnen unterdrücken, aber es ist so schwer. Noch schwerer wird es, als er seine Zungenspitze in meine Pussy schiebt und mit dem Daumen der rechten Hand meine Klit reizt. Die schnellen Bewegungen lassen mein Becken immer wieder aufbocken und David wird mit jedem Mal noch schneller, noch wilder.

Entfernt nehme ich wahr, wie er seine Hose öffnet und seinen Schwanz rauszieht.

»Ich will, dass du kommst«, knurrt er und knabbert wieder an meiner Perle, was mich verrückt macht. Ich winde mich unter ihm, als sich meine Mitte zusammenzieht. »Komm auf meiner Zunge, Karlie.«

Mit einem letzten Kniff in meine Klit bäumt sich mein Körper auf und der Orgasmus fegt über mich hinweg. Alles spannt sich in mir an, meine Wände ziehen sich wieder und wieder zusammen. Doch David ist noch nicht fertig mit mir. Er richtet sich vor mir auf. Durch einen Schleier der Lust sehe ich, dass er seinen Penis reibt, während er zwei Finger in mich schiebt.

»David«, keuche ich und recke ihm mein williges Becken entgegen. In dieser Position kann ich mich kaum halten. »Das ist zu viel.«

Es ist ewig her, dass ich so heftig gekommen bin. Auch die letzten Male mit ihm waren nicht so intensiv wie das hier.

»Es ist perfekt«, antwortet er und betrachtet mich mit einem zufriedenen Lächeln auf den Lippen. »Ich wünschte, du wärst komplett nackt, aber da muss ich mich noch gedulden.«

Statt ihm zu antworten, nicke ich fahrig. Sein Schwanz ist mittlerweile zu seiner vollen Größe angeschwollen und die ersten Lusttropfen auf seiner Eichel hat er verrieben.

David legt meine Beine um seine Hüften und ich verschränke meine Füße miteinander auf seinem Rücken, und ziehe ihn so näher an mich. Er lacht leise, als seine Brust auf meine fällt.

Mein Herz schlägt schneller, als er mir in die Augen sieht und ich lege meine Lippen sanft auf seine. David erwidert den Kuss, der so gar nicht zu dieser schmutzigen Nummer auf der Rückbank passen mag.

Sanft setzt er seine Eichel an meinen Eingang an und dringt stöhnend in mich ein. Ich stöhne ebenfalls und lege meine Arme um seinen Hals. Zentimeter für Zentimeter dringt er in mich ein, während wir uns immer noch zärtlich küssen. Sanft umspielt seine Zunge meine und als er komplett in mir ist, schiebt er sein Becken gefühlvoll nach vorne.

Seine Bewegungen fühlen sich unglaublich intensiv an. Umso langsamer er wird, desto mehr spüre ich es.

Wir sehen uns in die Augen, während

mein ganzer Körper kribbelt. David legt seinen Mund erneut auf meinen, greift nach meinem linken Bein, und drückt es noch ein wenig weiter auseinander. Dadurch ändert er den Winkel und stößt fester in mich hinein.

Keuchend klammere ich mich an ihn, nehme jeden seiner Stöße zufrieden wahr. Es ist unglaublich, wunderschön, der perfekte Sex.

David kommt mit einem lauten Stöhnen, das von meinem Mund gedämpft wird. Ich folge ihm wenig später. Erschöpft legt er seine Stirn gegen meine und lacht auf einmal.

»Warum lachst du?«, frage ich und er richtet sich ein wenig auf.

»Nach fast zehn Jahren haben wir zum ersten Mal Sex im Auto, das ist doch verrückt«, meint er. »Normalerweise arbeitet man das doch im ersten Jahr ab.«

Nun lache ich auch und meine Fingerspitzen tanzen über seine Wange, die von seinen Barthaaren bedeckt ist.

»Niemals, wirklich niemals«, sage ich, »hätten wir Sex in deinem klapprigen Ford gehabt.«

FLASHBACK

Die Wohnungstür fällt ins Schloss und ich sehe von meinen Lernunterlagen auf. Nächste Woche ist die letzte große Prüfung für dieses Semester, die ich unbedingt bestehen muss, um mich für die Abschlussarbeit zu qualifizieren.

»Karlie, Baby?«, ruft David und legt seinen

Schlüssel im Flur auf dem Sideboard ab. »Wo bist du?«

»Wohnzimmer«, antworte ich.

Es dauert einige Sekunden, bis er mit einem breiten Grinsen auf den Lippen um die Ecke kommt. Er trägt wie immer seinen schwarzen Hoodie der Footballmannschaft mit der passenden Hose dazu, wenn er vom Training kommt. Seine Haare sind verstrubbelt und wieder länger geworden. Ich mag es, wenn er sie bis zu den Schultern trägt und ich meine Hände darin vergraben kann.

»Ich habe eine Überraschung für dich«, verkündet er stolz.

»Und was für eine?«, frage ich und lege meinen Stift nieder.

»Komm mit runter.«

»Runter?«, will ich skeptisch wissen. »Hast du die Waschmaschine repariert?«

Wir haben seit zwei Wochen Probleme mit unserer Waschmaschine, aber mein lieber Freund sieht keine Eile, diese zu reparieren oder einen Techniker anzurufen, um es für uns zu erledigen. David meinte vielmehr, dass wir genug Klamotten hätten und zur Not auch bei Asher im Verbindungshaus waschen können. Mit Sicherheit wasche ich meine BHs und Höschen nicht in einem Studentenwohnheim voll mit testosterongesteuerten Footballspielern. David das zu erklären, ist die Mühe nicht wert. Vielmehr habe ich unsere Sachen bei Ruby gewaschen, die eine eigene Wohnung etwas außerhalb des

Campus Geschehens besitzt. Ihr Dad ist Emmanuel Sanders, seines Zeichens Headcoach der Austin Cavaliers. Dem hiesigen Profifootballteam. Ehemaliger MVP und Super Bowl Champion. Die Sanders haben mehr als genug Geld, ihrer Tochter eine wunderschöne Wohnung zu mieten. Nicht zu vergessen eine funktionierende Waschmaschine.

»Na gut«, sage ich und erhebe mich. »Zeig mir die Überraschung.«

David grinst mich breit an. Nein, er strahlt geradezu übers ganze Gesicht und nun weiß ich, dass es definitiv eine Überraschung ist, über die er sich mehr freut als ich.

»Du wirst es lieben«, meint er und küsst mich sanft.

»Hoffentlich«, murmle ich und verschränke unsere Finger ineinander.

Hand in Hand schlendern wir durchs Treppenhaus nach unten auf die Straße.

Im Freien angekommen, lässt er meine Hand los und steuert einen nigelnagelneuen VW Tiguan an. In Weiß mit einer überdimensionalen roten Schleife auf der Motorhaube.

»Tada!« David breitet die Arme aus, um mir das Auto noch einmal zu präsentieren. »Unser neues Auto.«

Augenblicklich klappt mir die Kinnlade runter und ich klatsche kreischend in die Hände.

»O mein Gott!«, entfährt es mir und ich gehe auf ihn zu. »Der ist der Wahnsinn. Wie hast du … ich meine woher ist das Geld?«

Skeptisch betrachte ich ihn nun doch und verkneife es mir noch mal auf die kaputte Waschmaschine hinzuweisen, deren Reparatur oder Austausch viel wichtiger ist als ein neues Auto. Zwar ist sein alter Ford auch keine Alternative mehr gewesen, da er mehr kaputt war als alles andere, aber ein neuer Wagen ist dennoch zu viel.

»Mach dir keine Sorgen.« David kommt auf mich zu und nimmt mein Gesicht in seine Hände. Zärtlich streichen seine Daumen über meine Wangen und er drückt seinen Mund federleicht auf meinen. »Das ist das Werbegeschenk eines Autohändlers.«

»Das ist verrückt«, entfährt es mir und ich löse mich von ihm, um auf den Wagen zuzugehen. Bereits ein erster Blick ins Innere verrät mir, dass er allen Luxus innehat, den ein modernes Fahrzeug braucht.

»Steig ein, Baby!« David hält mir die Beifahrertür auf. »Wir machen eine Spritztour.«

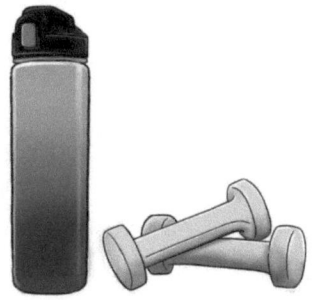

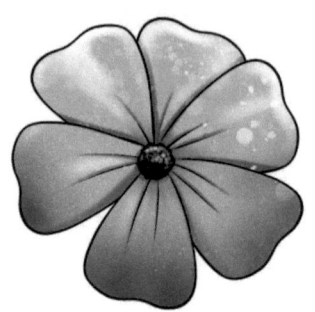

17. Kapitel

Karlie

Ein paar Tage später

»Guten Morgen.« David drückt mir einen Kuss auf die nackte Schulter und ich kichere.

»Guten Morgen«, wünsche ich ihm, als er an mir vorbeigeht und sich einen Kaffee macht. »Wie hast du geschlafen?«

»Gut und du?«, fragt er.

»Ich auch.« David verschränkt die Arme vor der Brust und lehnt mit dem Hintern an der Küchenanrichte. Er sieht wahnsinnig gut aus und ich lasse meinen Blick ungeniert über seinen durchtrainierten Oberkörper gleiten. Ich kann mich an diesem Mann nicht sattsehen. Seit dem Sex im Auto sind ein paar Tage vergangen, in denen wir uns so oft wie möglich gesehen haben. Meistens kam er nach dem Training zu mir, wir haben uns etwas gekocht und er übernachtete anschließend bei mir, bis wir am nächsten Morgen wieder zur Arbeit mussten. Ich ins Büro und er zum Training.

Bisher haben wir noch nicht darüber gesprochen, ob wir wieder zusammen sind. Es fühlt sich so an und ich bin glücklich an seiner Seite. Das reicht doch auch, oder? Es muss doch nicht immer alles bis ins kleinste Detail besprochen werden. Wir sind glücklich und alles andere ist nebensächlich. Mein Handy vibriert und ich greife danach.

+ 1 neue Nachricht von Brandon

Brandon:
Hey Karlielein, wir möchten dich zum Essen einladen. Passt es dir morgen Abend? B&G

Lächelnd öffne ich die Nachricht, um ihm zu antworten.

Karlie:
Hey, morgen passt mir. Eventuell bringe ich jemand mit. xoxo

Ich sende die Nachricht ab und werfe einen Blick auf David, der sein Handy ebenfalls in der Hand hält.

»David«, spreche ich ihn an.

»Ja?«, fragt er und sieht mich an.

»Hast du morgen Abend Zeit?«

»Ja.«

»Brandon hat mich zum Essen eingeladen. Möchtest du mich begleiten?«

Überrascht sieht er mich an und presst anschließend die Lippen zusammen.

»Glaubst du es ist okay, wenn ich dich zu deinem Ex-Date begleite?«

Ich lache und stehe auf, um zu ihm zu gehen. David zieht die Augenbrauen hoch und betrachtet mich misstrauisch. Das kann ich ihm vielleicht auch nicht verdenken, denn er weiß immer noch nicht, dass Brandon schwul ist. Ergo glaubt er zwar nicht mehr, dass ich etwas von ihm will, aber immer noch, dass Brandon etwas von mir will. Das passt ihm auch so gar nicht in den Kram. Dabei sollte er sich mal überlegen, wie viele Frauen auf ihn stehen. Immer noch hat er die Arme vor der Brust verschränkt und wirkt eher ablehnend.

»Nimm die Arme runter«, sage ich und drücke sie auseinander. Seufzend legt er Handy und Kaffeetasse weg und kommt meiner Bitte nach. Grinsend sehe ich zu ihm auf und drücke ihm einen sanften Kuss auf die Lippen, den er sofort erwidert. David wirbelt uns herum, sodass ich mit dem Rücken zur Anrichte stehe.

»Was ist mit Brandon und dir?«, fragt er.

Ich kichere.

»Das kratzt richtig an deinem Ego, was?«, necke ich ihn weiter.

David hebt mich hoch und setzt mich auf

der Anrichte ab. Anschließend schiebt er sich zwischen meine Beine, die ich hinter seinem Rücken miteinander verschränke.

»So wie die Cheerleader an deinem?«, entgegnet er grinsend. »Definitiv.«

David küsst erneut meine Schulter und schiebt den Träger des Pyjamaoberteils herunter, sodass meine Brust entblößt wird.

»David!«, rufe ich. »Lass das.«

»Wieso?«, nuschelt er und legt seine große Hand um meine Brust. Augenblicklich stellt sich meine Brustwarze unter seine Berührung auf. »Ich glaube, ich muss dich hier berühren.«

Der Stoff verschwindet komplett von meiner Brust und er geht ein wenig in die Hocke, um seine Lippen um meinen Nippel zu legen.

»Köstlich«, schnurrt er. »Wie hart er in meinem Mund wird.«

Auch meine zweite Brust befreit er von dem Stoff und nimmt sie in die Hand. Ein genüssliches Seufzen entfährt meinen Lippen. David klemmt meinen Nippel zwischen seinem Daumen und Zeigefinger ein, ehe er ihn zwirbelt. Stöhnend lege ich den Kopf in den Nacken, der mit einem stumpfen Geräusch gegen die Schranktür knallt.

»Aua«, jammere ich. »Willst du gar nicht hören, was Brandon wollte.«

»Nein«, knurrt er und beißt in meine Brustwarze. »Ich will überhaupt nichts von einem anderen Mann hören, während ich dich verwöhne.«

Mein Körper bäumt sich auf und ich rutsche mit dem Hintern ungeduldig auf der Arbeitsplatte hin und her. Ich will ihn so sehr, und ich weiß, wie sehr er dieses Spielchen genießt.

»Brandon wollte …«, reize ich ihn weiter.

»Ich will nichts davon hören«, sagt er und zieht sich von meiner Brust zurück. »Komm runter da.«

David richtet sich auf und zieht seinen Schwanz aus der engen schwarzen Boxershorts.

Ich hüpfe von der Anrichte und werfe ihm einen unschuldigen Blick zu. Meine Brüste sind nach wie vor aus meinem Oberteil gerutscht und meine Nippel zu zwei geschwollenen Knospen zusammengezogen. Er betrachtet mich gierig, während er seine Hand über seinen Schwanz fahren lässt, sodass dieser noch härter wird.

»Knie dich hin, Karlie«, weist er mich an.

Ich komme seiner Bitte nach, und setze mich auf meine Fersen. David sieht mich mit lustverhangenen Augen an, als er eine Hand in meine Haare schiebt, um sie an meinem Hinterkopf zusammenzunehmen. Anschließend drückt er meinen Kopf nach vorn, sodass meine Lippen gegen seine pralle Eichel stoßen.

»Mund auf«, befiehlt er und mein Höschen wird feucht. »Wehe es kommt heute auch nur noch einmal der Name Brandon über deine Lippen.«

Ich öffne den Mund und lege meine Lippen um seinen Schwanz, den er mir unvorbereitet tief in den Rachen schiebt. Ich würge und

David gibt mir ein wenig mehr Raum. Dann schiebt er meinen Kopf erneut vor, diesmal vorsichtiger. Er nimmt meinen Mund, so wie er ihn haben will und das ist verdammt scharf. Sein Schwanz wird noch größer zwischen meinen Lippen und als ich mit der Zunge seine Eichel umspiele, knurrt er.

»Das reicht«, beschließt er und beendet den Blowjob unerwartet früh. »Steh wieder auf, dreh dich um und halt dich an der Anrichte fest.«

David hilft mir auf und bevor ich mich umdrehen kann, küsst er mich. Ich erwidere den Kuss und schmiege mich an ihn. Er lächelt in den Kuss hinein, ehe er mir auf den Arsch haut und mich herumdreht. Die Hände auf der Anrichte abgestützt, zieht er mich in Position.

»Also Baby«, raunt er mir zu, während er mir die Hose samt Slip von den Beinen zieht und zwei seiner dicken Finger zwischen meine Schamlippen schiebt. »Was wollte Brandon?«

»Willst du jetzt doch darüber reden«, necke ich ihn und bewege gleichzeitig mein Becken, sodass seine Finger in mich flutschen.

»Sag es mir«, verlangt er und drückt seinen Daumen auf meine Perle und umfängt mit seiner freien Hand meine Brust. Erneut zwirbelt er meinen Nippel, bis ich keuche. Scheiße, das tut weh, aber ist auch verdammt erregend.

»Er will uns zum Essen einladen«, wiederhole ich, während er seine Eichel in mich einführt. »Können wir später darüber reden.«

»Nein«, meint er und dringt in mich ein. »Ich will dich ficken, während du mir sagst, dass er dir egal ist.«

»Gott David«, schimpfe ich. »Er interessiert mich nicht.«

»Gut«, meint er und küsst meinen Nacken.

Seine Hände graben sich in meinen Hüften, während sein Becken gegen meines stößt. Es ist schwierig, sich in dieser Position auf der glatten Oberfläche der Anrichte zu halten, das weiß er auch.

»Wenn ich dir wehtue und es zu viel wird, sag es mir«, bittet er mich, bevor er seine rechte Hand um meinen Hals legt und meinen Oberkörper in eine aufrechte Position zieht. Ich stöhne laut, als er in diesem Winkel noch tiefer in mich eindringt. Wieder und wieder dringt er in mich ein.

Mein Körper explodiert, als er seine freie Hand zwischen meine Beine führt und meine Klit streichelt. Die kreisenden Bewegungen rund um meinen empfindlichsten Punkt, lassen mich zum Höhepunkt kommen. Alles in mir fällt in sich zusammen, während er mich mit weiteren Stößen durch meinen Orgasmus treibt. David ist noch nicht so weit, als mein Körper definitiv am Ende angelangt ist.

»Ich komme«, stöhnt er und drückt mich wieder nach vorne auf die Anrichte. Doch statt in mir abzuspritzen, schiebt er mein Top gänzlich nach oben und verteilt sein Sperma auf meinem Arsch und meinem Rücken.

»David«, stöhne ich, als er einen Teil des Spermas mit den Fingern aufnimmt und mir vor den Mund hält. »Mund auf, Baby.«

Meine Mitte kribbelt und ich öffne den Mund, und lecke seine Finger sauber.

»So ist gut«, wispert er und küsst meine Schulter. »Das war der Wahnsinn.«

Lächelnd drehe ich mich zu ihm herum.

»Oja«, stimme ich ihm zu, ehe er mich küsst und noch einen Tropfen Sperma zwischen meine Beine schmiert. »Das nächste Mal bekommst du es wieder hier«, raunt er gegen meine Lippen, und schiebt zwei Finger in mich hinein.

»Ich hoffe, du denkst nachher daran, wenn wir interviewt werden«, flüstere ich.

Wenige Stunden später

David grinst mich an, als die Aufnahmeleiterin uns das Zeichen gibt, dass wir nun live auf Sendung sind. Heute findet ein TV-Interview zur Kooperation zwischen den Austin Cavaliers und *KaBloom Fitness* statt. Da David der Spieler auf den Werbeplakaten ist, muss er nun auch alle Marketingtermine mit mir zusammen wahrnehmen. Bereits zu Hause, nachdem wir aus der Dusche kamen, hat er sich über den Termin beschwert.

»Herzlich willkommen zu unserer heutigen Ausgabe von Hello! Texas mit zwei wunderbaren Gästen«, moderiert uns Katherine Jones, die Moderatorin der Sendung, an. »Bei mir sind

Austin Cavaliers Quarterback David Beckett und KaBloom Fitness Gründerin Karlie Bloomberg. Hallo ihr beiden und schön, dass ihr da seid.«

»Hallo«, sagt David.

»Hi«, erwidere ich.

»Ihr seid heute hier, um mit mir über die Zusammenarbeit zwischen den Austin Cavaliers und KaBloom Fitness zu sprechen. Das muss doch aufregend sein, oder Karlie?«

»Absolut«, antworte ich und lächle sie an. »Die Zusammenarbeit mit den Cavaliers ist großartig und ich hätte es mir nie erträumen können, dass ich das einmal schaffe.«

»Wie ist es dazu gekommen?«

»Mr. Johnson und ich kennen uns schon ein paar Jahre. Vor einigen Monaten ereilte mich ein Anruf von ihm, dass sie im Bereich Fitness einen neuen zuverlässigen Partner suchen. Für mich war sofort klar, dass das eine große Chance für KaBloom Fitness ist«, antworte ich. »Mr. Johnson und ich kamen ins Gespräch und er bot mir eine Zusammenarbeit an. Anschließend haben wir uns hingesetzt und ein Konzept ausgearbeitet. Es ist alles super gelaufen und ich bin sehr zufrieden.«

Sie nickt und sieht zu David. Nein, sie himmelt ihn an, das trifft es besser. Natürlich himmelt sie ihn an, weil das alle Frauen tun, schon immer. Bereits an der Uni hatten sich alle Augen auf ihn gerichtet. Sogar mein schwuler Freund Brandon will ihm an die Wäsche.

»Die Spieler sind zufrieden mit der Arbeit von Karlie und ihrem Team«, beantwortet er Katherines Frage. »Sie passt gut zu uns.«

»Und wie kommt ihr beide miteinander aus?«, fragt sie grinsend. »Die Bilder, die ihr geshootet habt, waren wirklich heiß anzusehen. Kommt man da nicht ganz schön ins Schwitzen, Karlie?«

Auf den Monitoren um uns herum werden verschiedene Bilder der Kampagne eingeblendet und ja, die sind wirklich heiß. Davids Körper ist der eines jungen Gottes.

»Es war ein Job«, antworte ich ausweichend. »Ins Schwitzen kommt man eher im Fitnessstudio.«

Sie lacht über meine Aussage, was unglaublich aufgesetzt klingt und mich nervt, aber ich lächle sie professionell an.

In den kommenden Minuten stellt sie uns noch einige Fragen zu den Fitnesseinheiten und dazu werden immer wieder Fotos eingeblendet, die auf unseren offiziellen Social Media Accounts veröffentlicht wurden.

»Wir haben mal ein wenig gegraben«, meint sie plötzlich und zeigt auf einen der Monitore, die David und ich sehen können. »Und dieses Bild von euch gefunden.«

Ich muss mich beherrschen, dass mir kein Keuchen entweicht, und Davids Körper spannt sich neben mir an, das merke ich sofort. Das Bild zeigt uns beide, Arm in Arm nach einem Collegespiel. Er trägt seine Ausrüstung, den

Helm nach oben geschoben, sodass er nur noch halbherzig auf seinem Kopf sitzt. Ich bin wie immer in seinem Trikot unterwegs. Er umarmt mich, mein Kinn liegt auf seiner Brust und ich schaue verliebt zu ihm auf. Das Foto wurde im letzten Studienjahr aufgenommen. Es ist mir ein Rätsel, woher sie es haben, denn wir haben nach unserer Trennung alle gemeinsamen Fotos auf Social Media gelöscht. Es kann sein, dass die Uni das nicht getan hat oder Zeitungen in Austin es im Archiv hatten. Aber auch diese Informationsbrücke muss sie erst mal schlagen. Nachdem wir letztens so nah beieinander im Stadion erwischt wurden, war es nur eine Frage der Zeit, bis unsere damalige Beziehung auf den Tisch kommt.

»Es zeigt euch beide im letzten Collegejahr«, bestätigt sie meine Vermutung. »Wart ihr damals ein Paar?«

Katherine grinst uns überheblich an, da sie genau weiß, welchen Trumpf ihr Team ausgegraben hat und wie wenig wir beide damit gerechnet haben. Noch dazu, weil wir live sind und man jede unserer Regungen sofort ablesen kann. Dass diese Frage für Hello! Texas Folgen haben wird, ist ihnen egal. Denn den Staub, den das aufwirbelt und die Maschinerie, die sie damit in Gang getreten haben, weil sie die erste Quelle sind, die unsere Collegeromanze enthüllt hat, deckt jede Strafe unsererseits ab. Warum sollen wir ihnen eine Strafe aufbrummen? Es musste doch irgendwann ans Licht kommen, dass wir mal ein Paar waren.

Nur sollten wir uns jetzt nicht weiter den Kopf über die Folgen dieses Fotos zerbrechen, sondern reagieren.

»Zuerst einmal«, räuspert sich David. »Das sind wir auf dem Foto, ja. Während unserer Collegezeit waren wir ein Paar.«

»Das stimmt«, pflichte ich ihm bei.

Katherine lächelt zufrieden.

»Und wie ist es jetzt?«, will sie wissen. »Seid ihr euch durch die Zusammenarbeit wieder nähergekommen?«

»Nein«, antwortet David mit fester Stimme, die keinen Widerspruch zulässt. »Wir sind Freunde und arbeiten zusammen.«

Zustimmend nicke ich und hoffe, dass sie und die Öffentlichkeit den Köder schlucken.

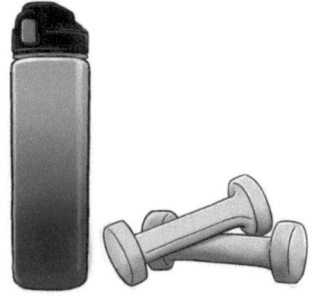

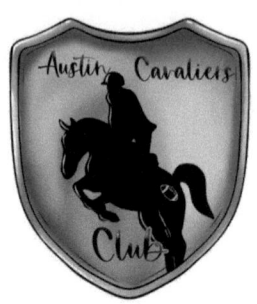

18. Kapitel

Becks

Austin Cavaliers Facility, am nächsten Tag

Dass Karlie und ich mal ein Paar waren, ist in den letzten knapp vierundzwanzig Stunden durch die Decke gegangen. Jede Zeitung, jedes Online-Portal und auch jede meiner Fanseiten, denen ich in den sozialen Netzwerken folge, kennt kein anderes Thema. Alle Kommentare, die ich bisher gelesen habe, waren positiv. Das bedeutet, wenn wir es jetzt offiziell machen, dass wir wieder zusammen sind, wäre das eine gute Sache, richtig? Die Öffentlichkeit würde es gut aufnehmen. Die Presse feiert uns wie kaum ein anderes Paar in den vergangenen Monaten. Allerdings hält Karlie sich eher bedeckt, was das angeht. Für meinen Geschmack sogar zu bedeckt, dass ich nicht wirklich weiß, woran ich bei ihr bin.

Gestern war sie den restlichen Tag ungewohnt still und in sich gekehrt. Aber ich kann sie verstehen, denn für sie steht mehr auf dem Spiel als für mich. Das ist doch immer so, wenn ein erfolgreicher Mann und eine Frau, ob erfolgreich oder nicht, zusammenkommen. Sie ist immer die, die kritisiert wird. Häufiger kritisiert wird. Man zeigt mit dem Finger auf Karlie und stellt plötzlich Dinge in Frage, die vorher nie relevant waren. Davor möchte ich Karlie unbedingt beschützen, denn sie hat das nicht verdient.

Schon früher musste sie sich Lästereien aussetzen, weil ich sie geliebt habe und nicht eine dieser Neiderinnen. Mittlerweile nimmt das ganz andere Ausmaße an. Am schlimmsten wird für Karlie sein, dass jemand behaupten könnte, dass ihr Erfolg auf meinem Namen beruht.

»Yo Becks«, meint Maddox, als ich die Kabine betrete. »Ich wusste gar nicht, dass Karlie und du mal ein Paar wart.«

Ich blase die Backen auf und gehe zu meinem Spind.

»Du weißt vieles nicht von mir«, antworte ich und zwinkere ihm zu.

»Also ihr wart im College zusammen.« Maddox kommt zu mir rüber und legt den Kopf leicht schief.

»Ja«, antworte ich.

»Cool«, meint er. »Erklärt auch, wieso du jedem an die Gurgel gehst, der sie nur falsch ansieht.«

Mit einem Nicken deutet er auf Travis, der sich gerade die AirPods aus den Ohren zieht und unser Gespräch bisher nicht verfolgt hat.

»Ich kann es einfach nur nicht leiden, wenn man dumme Sprüche reißt«, setze ich nach und sehe meinen ungeliebten Kollegen an.

»Ist klar«, meint er zwinkernd und Asher beißt sich neben mir auf die Lippe. Ja gut, das war nicht die klügste Antwort von mir.

Zum Glück kommen keine weiteren Fragen von meinen Teamkollegen zu unserem Beziehungsstatus und wir ziehen uns um. Heute steht eine Einheit bei Karlie auf dem Programm, die sie auch selbst hält, worüber ich mich freue. Sie war schon seit zwei Wochen nicht mehr in der Facility.

Als wir den Trainingsraum erreichen, klappt uns die Kinnlade runter. Da ist nicht nur Karlie, sondern eine weitere junge Frau. Außerdem sind auf dem Boden zahlreiche Matten ausgelegt. Mit ihren schwarzen Haaren und dem dunklen Teint ist sie das genaue Gegenteil von Karlie.

»Hallo«, begrüßt uns Karlie lächelnd. »Schön, dass ihr da seid. Das ist Valerie, eine Freundin von mir, und wir machen heute gemeinsam Yoga.«

Wir stöhnen auf und setzen uns auf die Matten, die bereits ausgelegt wurden. Karlie stört sich aber gar nicht daran, dass wir so desinteressiert sind, und erklärt uns kurz und knapp, was wir heute machen werden. Dann gibt sie an Valerie weiter und setzt sich auf die freie Matte neben mich.

»Hey«, sagt sie.

»Hey«, erwidere ich.

»Danke Karlie, dass ich heute hier sein darf«, richtet Valerie das Wort an uns. »Wir machen uns erst mal warm, sodass unsere Muskeln schön geschmeidig werden. Anschließend zeige ich euch ein paar Übungen für Anfänger. Los geht's!«

Valerie klatscht übertrieben motiviert in die Hände und legt mit den Aufwärmübungen los. Wir machen es ihr brav nach, wobei ich immer wieder einen Blick auf Karlie werfe. Ihr fällt das alles viel einfacher als uns Spielern.

»Für die erste Übung gehen wir in den Vierfüßler Stand«, weist Valerie uns an.

»Sag doch, dass du Doggystyle meinst«, plärrt irgendwer in der hinteren Reihe und es ist das erste Mal, dass wir alle vor Lachen auf der Matte liegen. Karlie kann sich ein Grinsen ebenfalls nicht verkneifen.

»Wir gehen ins Hohlkreuz«, fährt Valerie fort, ungeachtet dieses Kommentars. »Nehmen die Schultern zurück und atmen tief ein.«

Wir tun erneut, was sie sagt.

»Ausatmen und in den Katzenbuckel gehen«, geht es weiter. Dieser Katzenbuckel ist eine unnatürliche Haltung.

»Das wiederholen wir noch zweimal. Einatmen im Hohlkreuz und …«

Ich führe die Übungen nach Valeries Ansagen aus.

»Hey Karlie«, meint Logan, unser Rookie Running Back und Liams Vertretung. »Sexy Hintern.«

Ich atme schwer durch und überlege, ihm eine zu verpassen. Der kleine Wichser hat die Matte hinter Karlie, und natürlich die perfekte Sicht auf ihren süßen Apfel-Po.

Ich atme bereits geräuschvoll ein, als Karlie mahnend zu mir rüber sieht.

»Bleib ruhig«, zischt sie mir leise zu und ignoriert Logans dummes Geschwätz. Ich hingegen kann es nicht ignorieren, dass er ihr unentwegt auf den Arsch glotzt.

»In der zweiten Übung dehnt ihr eure Beine«, sagt Valerie.

Wir sollen zuerst unser linkes Bein ausstrecken und den Fuß mit der Ferse in Richtung Boden dehnen.

»Nehmt die Dehnung wahr und vergesst nicht regelmäßig auszuatmen.«

»Das ist echt die beste Show, die ich jemals hatte«, plärrt Logan hinter uns und ich springe auf.

Sofort habe ich alle Aufmerksamkeit meiner Kollegen und natürlich auch die von Karlie und Valerie. Erstere sieht mich ratlos an.

»Wir tauschen die Matten«, entscheide ich und Logan zieht die Augenbrauen hoch.

»Wieso das?«, fragt er und kniet sich hin.

»Das weißt du genau«, knurre ich und zerre

ihn an seinem T-Shirt hoch. »Auf die Matte vor mir, wo ich deinen Arsch sehe. Mach schon.«

Logan reißt sich von mir los und nimmt auf der Matte vor mir den Platz ein. Ich gehe auf seine Matte, was Karlie die Augen verdrehen lässt.

»Wir können weitermachen«, richte ich das Wort an Valerie, die mir zunickt.

Das Training dauert noch eine Stunde und mal wieder hatte Karlie den richtigen Riecher. Es war verdammt cool und hat Spaß gemacht. Nach und nach bedanken und verabschieden sich die Jungs von Valerie.

»Kommst du?«, fragt Asher und trinkt etwas von seinem Wasser.

»Geh schon mal vor«, antworte ich und mein bester Freund nickt und verlässt den Raum. Die Hände in die Taschen meiner Hose vergraben, trete ich neben Karlie.

»Das war großartig«, sage ich an Valerie gewandt. »Danke, dass du dir die Zeit genommen hast.«

»Das habe ich gern gemacht«, meint sie und zwinkert mir zu. »Es freut mich, dass es euch so gut gefallen hat. Ich weiß, dass ihr harte Kerle seid, aber Yoga tut gut.«

»Okay«, sage ich und sie schultert ihre Tasche und verabschiedet sich anschließend von Karlie.

Dann sind wir allein. Lächelnd gehe ich auf sie zu und ziehe sie an mich.

»Lass das«, zischt sie und versucht mich

abzuschütteln, aber ich bin stärker. »Wenn uns jemand sieht, wobei nach deinem Auftritt eben, ist das auch egal.«

»Wieso das?«, frage ich und lasse sie doch los. »Fandest du es gut, wie er dir auf den Arsch geglotzt hat.«

Karlie verdreht die Augen.

»Nein, aber es war mir auch nicht so wichtig, dass ich direkt so ein Fass aufmache.«

»Mir schon«, sage ich und ziehe sie noch mal an mich. »Nur ich darf dir auf deinen sexy Hintern gucken.«

Karlie seufzt und legt ihre Hände auf meine Brust. Lächelnd betrachte ich sie und hauche ihr einen Kuss auf den Mundwinkel, was sie kichern lässt.

»Ach, David«, meint sie. »So halten wir das mit uns nicht lange geheim.«

»Du meinst …« Mein Herz macht einen unkontrollierten Hüpfer. »Wir sind zusammen.«

Karlies Wangen färben sich rot und sie beißt sich auf die Lippen. Schüchtern wendet sie den Blick ab.

»Baby«, flüstere ich. »Sieh mich an.«

Sanft lege ich meinen Zeigefinger unter ihr Kinn und drücke ihren Kopf nach oben.

»Für mich sind wir das«, nuschelt sie. »Tut mir leid, wenn ich dich damit überfallen habe.«

»Hast du nicht«, sage ich überglücklich und hebe sie hoch. Meine Hände verschränke ich unterhalb ihres Hinterns und drücke sie an mich. Karlie schlingt die Arme um meinen Hals und küsst mich. Sofort erwidere ich den Kuss und schiebe meine Zunge forsch in ihre Mundhöhle.

»Becks wo bleibst du ...« Wir schrecken auseinander und Asher steht mit einem breiten Grinsen in der Tür.

»Einfach weitermachen! Ich freue mich für euch!«

Damit verschwindet er und ich sehe Karlie an, deren Wangen immer noch gerötet sind.

»Du hast ihn gehört«, raune ich ihr zu und stehle mir noch einen Kuss.

»Lass mich runter«, bittet sie. »Du musst weiter und ich zurück ins Büro.«

Seufzend setze ich sie ab und warte bis sie alles zusammengepackt hat. Dann greife ich nach ihrer Hand und wir verlassen den Raum. Waghalsig, ich weiß, aber es fühlt sich so verdammt richtig an.

»Wann soll ich dich heute Abend abholen?«, will ich wissen und sie sieht verblüfft zu mir auf.

»Heute Abend?«, fragt sie.

»Zu dem Essen mit Brandon«, präzisiere ich. »Wenn du noch möchtest, dass ich mitkomme.«

»Ja, sehr gerne«, sagt sie. »Danke.«

»Bitte«, entgegne ich und lasse sie endlich gehen.

*

Karlie steigt in mein Auto und küsst mich zur Begrüßung.

»Brandon freut sich sehr, dass du mitkommst«, teilt mir Karlie strahlend mit.

»Hm«, mache ich und sie gibt die Adresse, zu der wir müssen, ins Navi ein. Ich bezweifle, dass er sich freut. Immerhin hat er sie vor gar nicht langer Zeit noch ins beste Restaurant der Stadt ausgeführt.

»Wir essen übrigens bei Brandon zu Hause«, meint sie und ich sehe zu ihr herüber.

»Hör mal, Baby«, versuche ich es wirklich nett zu verpacken. »Denkst du nicht, dass das etwas zu weit geht. Auch wenn ich dabei bin, ist doch ersichtlich, dass der Typ dich gut findet.«

Karlie beißt sich auf die Lippe und drückt meinen Oberschenkel.

»Eigentlich finde ich es ganz witzig, dich so zu erleben«, meint sie vergnügt und ich verdrehe die Augen. »Aber angesichts dessen, was du denkst, sollte ich es dir endlich sagen.«

»Mir was sagen?«

»Brandon ist in einer Beziehung, seit Jahren und sehr glücklich.«

»Ich verstehe nicht … wieso dann euer Date.«

»Das war kein Date, wie oft denn noch«, stöhnt sie. »Wir sind Freunde. Brandon ist schwul.«

Brandon ist … bitte was? Der Kerl ist tatsächlich schwul. Asher hatte die ganze Zeit recht und ich habe mich zum Idioten gemacht. Auf ganzer Linie.

»Ehrlich gesagt will er sogar lieber mit dir ins …«

»Sprich es nicht aus«, warne ich sie und greife nach ihrer Hand, um unsere Finger miteinander zu verschränken.

»Sorry«, meint sie grinsend. »Brandon und Gaston, der Inhaber des Petite Paris, sind seit Jahren ein Paar. Es gibt keinen Grund, dass du eifersüchtig bist.«

»Okay wow«, räume ich ein. »Damit habe ich nicht gerechnet. Nun bin ich sehr gespannt auf ihn.«

Brandon wohnt in einem der teuersten Apartmentkomplexe der Stadt. Wir parken in einer Parkbucht in der Nähe und der Portier lässt uns ins Haus. Ich halte Karlies Hand und führe sie zu den Aufzügen, um in das oberste Stockwerk zu fahren. Im Aufzug knutschen wir immer wieder wie zwei verliebte Teenager, sodass wir es fast nicht bemerken, dass wir in der richtigen Etage angekommen sind.

Brandon und Gaston stehen bereits in der Wohnungstür und lächeln uns an, als wir auf sie zukommen. Hinter ihnen lugen zwei weiße Königspudel hervor, deren auftoupiertes Fell auf dem Kopf mit pinken Strähnen versehen ist.

»Hey«, begrüßt meine Freundin, wie verrückt das immer noch klingt, ihren guten Freund mit einem Kuss links und rechts auf die Wange.

»Bonjour Karlie«, sagt Gaston mit dem typisch französischen Akzent.

»Bonjour«, kichert sie und dreht sich zu mir herum. »Brandon, Gaston, das ist David. David, das sind Brandon und Gaston. Bitte seid nett zueinander.«

»Hallo«, sage ich und begrüße sie mit einem Handschlag. »Freut mich euch kennenzulernen.«

Diesmal verkneife ich es mir, mich als Becks vorzustellen, obwohl sie mich unter diesem Namen sicherlich kennen. Karlie würde es nicht gefallen.

Brandons Wohnung ist genauso das Opfer einer Innendesignerin wie meine. Nur dass die beiden wenigstens ein paar Fotos aufgestellt haben. Die Hunde ziehen sich in ihre großen Kissen vor dem Fernseher zurück und rollen sich zusammen.

Gaston hat gekocht, wie ich erfahre und sie haben die besten Weine, die ich jemals getrunken habe. Über den Abend hin erfahre ich so einiges über die beiden. Es freut mich, dass Karlie so großartige Menschen in ihrem Leben hat.

»Natürlich haben wir dich nicht nur so eingeladen«, sagt Brandon plötzlich und legt seine Hand auf Gastons.

Ich habe kein Problem mit Homosexualität und jeder soll lieben, wen er möchte. In der ein oder anderen Situation erwische ich mich aber doch, dass ich einen Blick auf Karlie werfe, um sicherzugehen, dass sie genauso verwundert über einige Aussagen ist wie ich. Denn sagen wir mal so: Gaston und Brandon sind sehr, sehr offen.

Ich erzähle ihnen dennoch lieber nicht, dass ich Karlie aus Eifersucht auf der Küchenanrichte gefickt habe. Das ist mir zu privat. Noch dazu aus Eifersucht auf einen vergebenen schwulen Mann.

»Gaston hat mich nach seiner Rückkehr aus Frankreich gefragt, ob ich ihn heiraten will«, verkündet Brandon und hat Tränen in den Augen. »Ich habe natürlich ja gesagt.«

Erst jetzt fallen mir die dezenten Ringe an ihren Fingern auf.

»O mein Gott!«, ruft Karlie. »Was für großartige Nachrichten. Ich freue mich so sehr für euch.«

Ich freue mich auch für sie, wenn auch mehr, weil Karlie sich freut. Immerhin habe ich sie erst heute kennengelernt. Dennoch weiß ich es zu schätzen, in diesem Moment dabei zu sein. Nachdem Karlie endlich fertig ist, ihnen zu gratulieren, drehen sich die restlichen Gespräche des Abends um die bevorstehende Hochzeit an der Côte d'Azur.

Um ehrlich zu sein, ist es nicht so mein Thema, aber das Leuchten in Karlies Augen, als sie den beiden ihre Vorschläge präsentiert, lässt mich lächeln. Entspannt lehne ich mich zurück.

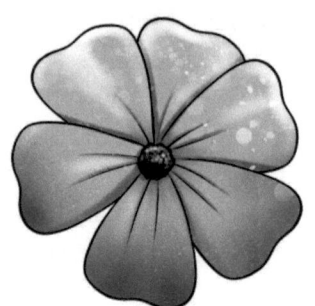

19. Kapitel

Karlie

KaBloom Fitness, zwei Wochen später

Seit David und ich letzte Woche küssend in einer Mall fotografiert wurden, ist die Presse nicht mehr zu halten. Sie feiern uns als neues Sport-Super-Couple und das, obwohl keiner von uns beiden die Beziehung bestätigt hat. Wir halten uns absolut bedeckt über das, was zwischen uns ist. David meinte, dass das besser ist und irgendwann finden sie es langweilig. Ich bezweifle das stark und vielleicht wäre es doch nicht schlecht gewesen, wenn wir zugegeben hätten, dass wir ein Paar sind. So schlimm ist das doch auch nicht und im folgenden Satz hätten wir darum gebeten, unsere Privatsphäre zu respektieren. Ob das passiert wäre, weiß ich natürlich nicht, aber ein Versuch ist es wert. David hingegen meint, dass irgendwann Gras über die Sache wächst und sieht es deutlich lockerer.

Die Presse hat sich auf uns eingeschossen und auch das Internet quillt aus allen Nähten. Das ist etwas, was mich wirklich stört. Auf diversen Plattformen gibt jeder ungefiltert preis, was er von unserer Beziehung hält. Wahlweise auch von uns als Menschen und am schlimmsten ist tatsächlich, dass das meiste negativ ist. So ist unsere Gesellschaft nun mal gepolt, dass sie immer erst das Schlechte im Menschen in die Welt hinausposaunen muss, und dann das Gute. Besonders schlimm für mich ist, wie viele tatsächlich glauben, dass ich aus reiner Profitgier mit ihm zusammen bin oder sogar das Gerücht die Runde macht, dass die Cavaliers hinter allem stecken. Dass sie unsere Zusammenarbeit so noch besser vermarkten wollen. Dass David und ich College-Sweethearts sind, lassen sie dabei komplett außen vor. Auch seine momentan schlechten Leistungen sind meine Schuld, weil ich ihn ablenke. Diese Liste an schlechtem Einfluss auf ihn kann ich noch ewig so weiterführen.

Dass die Beziehung vor allem mir zum Vorteil ist, kann ich nicht abstreiten. Davids Name in Verbindung mit meiner Person und logischerweise auch *KaBloom Fitness* gibt uns einen weiteren enormen Aufschwung. Mehr als der Deal mit den Austin Cavaliers. Was ich sehr spannend finde. Die Marke Becks, die er sich über all die Jahre aufgebaut hat, ist so populär in den USA, dass ich davon nur profitieren kann. Mehr als von einer riesigen Football Franchise und das ist erschreckend. Es zeigt aber auch wieder, welch eine Macht die einzelnen Footballspieler mit dem richtigen Management haben. David spielt da ganz oben mit.

»Die Zahlen im Online-Shop explodieren«, reißt mich die Stimme meines Bruders aus meinen Gedanken. »Und die Fitnesskurse in Austin und Seattle ... hörst du mir eigentlich zu, Karlie?«

»Sorry«, räume ich ein. »Die Zahlen, ja.«

»Du hast nicht zugehört«, seufzt er und fährt sich durch die Haare. Bold trägt sie seit Neustem ein wenig länger. Er erinnert mich an Nick Carter bei den Back Street Boys in seinen besten Jahren. Das möchte mein Bruder aber nicht hören. Er hat genau denselben 90er-Mittelscheitel. »Wo bist du denn mit deinen Gedanken?«

»Es ist viel los und ...«, druckse ich herum.

»Wegen David?« Meine Familie hat ihn auch nie >Becks< genannt. Nachdem ich ihn damals als meinen Freund David vorgestellt habe, hieß er für sie auch David. Damals war er aber auch noch nicht so versessen darauf, dass er Becks ist. Diese Wandlung ist mir nach wie vor einfach suspekt. Mit Anfang zwanzig war es cool, aber mittlerweile ist er dreißig. Dass er sich so sehr auf diesen Spitznamen versteift, will nicht in meinen Kopf hinein. Vor allem, weil David mir tausendmal lieber ist als diese

Sportfigur Becks. Es ist seine Marke, so wie *Ka-Bloom Fitness* meine ist, aber trotzdem schaffe ich es, mich privat davon abzugrenzen. David nicht.

»Auch«, antworte ich und sinke tiefer in meinen Stuhl. »Überall sind Fotografen und verfolgen jeden meiner Schritte. Es nimmt mir bald die Luft zum Atmen.«

»Und wie sieht er das?«, fragt Bold nach und zieht die Augenbrauen skeptisch zusammen.

»Für David ist es normal«, sage ich. »Er kennt es seit Jahren nicht anders.«

»Hm.« Bold verzieht neuerlich das Gesicht. »Vielleicht sollte ich ihn mir doch mal vornehmen und ihm klar machen, dass meine kleine Schwester …«

»Untersteh dich!«, rufe ich und sitze wieder kerzengerade in meinem Stuhl. »Du wirst ihn in Ruhe lassen.«

»Ja ja.« Bold grinst. »Ich will deinen Herzbuben nicht verscheuchen, bevor er richtig ankam.«

»Vielleicht reden wir wieder über die Zahlen«, schlage ich vor und öffne eine Excel-Datei auf einem zweiten Bildschirm. »Wie schätzt du die Lage in Seattle ein und was sagst du zu einer Filiale in Los Angeles?«

Bold schmunzelt noch einmal und startet seinen Vortrag. Er weiß genau, wie sehr ich diese Meetings hasse, aber noch weniger will ich mit ihm über meine Beziehung zu David sprechen. Mein Bruder mochte ihn schon immer sehr gerne. Bold traf es damals sehr, dass David mich verlassen hat.

*

Die Fotografen vor dem Firmengebäude von *KaBloom Fitness* sind wirklich penetrant. Meine Sonnenbrille schützt mich auch nur teilweise vor dem aggressiven Blitzlicht. Genervt dränge ich mich an ihnen vorbei und ignoriere ihre Fragen.

»Wie war das damals auf dem College, Karlie?«

»Was hat Sie damals auseinandergebracht?«

»Warum stehen Sie nicht zu Ihrer Beziehung?«

Ich reiße die Fahrertür von Davids Lamborghini auf, den ich heute nehmen musste, und werfe meine Handtasche auf den Beifahrersitz. Mit einem letzten wütenden Blick in Richtung der Paparazzi steige ich ein.

Zu meinem weiteren Leidwesen ist mein Audi ein Totalschaden. Der Ausfall der Batterie vor einigen Wochen war nicht das einzige Manko, was der Wagen hatte. Da David mich gestern vom Büro abgeholt hat, habe ich bei ihm übernachtet und heute früh seinen Wagen genommen. Er ist mit dem Firmenwagen zum Training gefahren. Natürlich ist das auch wieder ein gefundenes Fressen für die Presse, dass ich mit seinem Auto fahre.

Genervt starte ich den Motor und parke vorsichtig aus, um keinen von diesen Idioten über den Haufen zu fahren und eine Anzeige zu kassieren. Im Auto ist man immer der stärkere Verkehrsteilnehmer und damit bei einem Unfall immer Schuld.

Als ich die Paparazzi endlich hinter mir gelassen habe, rufe ich David an.

»Hey Baby«, nimmt er das Gespräch entgegen und in meinem Bauch kribbelt es.

»Hi«, antworte ich mit einem verliebten Unterton in der Stimme. Ruby verdreht mittlerweile nur noch die Augen, wenn sie mich mit ihm sprechen hört. »Bist du noch beim Training?«

»Ich steige jetzt ins Auto und fahre nach Hause«, meint er. »Treffen wir uns bei mir?«

»Ja, gern«, antworte ich und setze den Blinker, um auf der Interstate Richtung stadtauswärts zu fahren.

»Wollen wir was bestellen oder kochen?«, fragt er und ich grinse. Vermutlich läuft es mal wieder darauf hinaus, dass wir etwas bestellen, weil sein Kühlschrank immer leer ist.

»Wie du dich vielleicht erinnerst, ist dein Kühlschrank immer leer also bestellen wir etwas, ja?«

»Okay, bis gleich.«

»Bis gleich.«

Eine halbe Stunde später

Das schwere Eisentor fällt hinter mir zu und ich fahre Davids Einfahrt nach oben und parke den Lamborghini hinter seinem Firmenwagen. Lächelnd schalte ich den Motor ab und steige aus. Mit meiner Tasche in der Hand gehe ich auf die Haustür zu, die genau in diesem Moment geöffnet wird. Gut gelaunt steht David vor mir, die Hände im Türrahmen abgestützt, stellt er so zusätzlich seine Muskeln zur Schau. Er trägt eine kurze Trainingshose mit dem Logo der Cavaliers darauf und passend dazu ein Shirt, das ein paar Zentimeter nach oben gerutscht ist und einen herrlichen Streifen gebräunter Haut freigibt. Scheinbar hat er sich nach seiner Rückkehr noch nicht umgezogen. Ich fühle mich völlig overdressed in meinem engen Etuikleid und den passenden roten Pumps.

»Hi«, begrüße ich ihn und muss mich trotz der dreizehn Zentimeter Absätze ein wenig auf die Zehenspitzen stellen, um ihn zu küssen. David legt seinen Arm um meine Hüfte und zieht mich näher an sich heran. Sofort kribbelt es tief in meinem Inneren und ich öffne meinen Mund, um seiner Zunge Einlass zu gewähren. Seufzend kommt er mir entgegen und presst seinen Körper noch enger gegen meinen. Unsere Zungen umspielen einander, und lassen sich auf ein hitziges Gefecht ein, das jeder von uns gewinnen möchte. Ohne zu zögern, zieht er mich ins Haus, kickt die Tür hinter sich zu und hebt mich hoch.

Meine Tasche fällt zu Boden und ich schlinge meine Beine um seine Hüften. Davids Hände schieben mein Kleid bis zu meinem Hintern hinauf, sodass es nicht mehr im Weg ist. Seine rauen Handflächen streicheln meine Schenkel. Doch statt mich ins Wohnzimmer oder ins Schlafzimmer zu tragen, setzt er mich auf dem Sideboard im Flur ab.

Seine grünen Augen ziehen mich mit Blicken aus. Er taxiert mich, jeden Zentimeter meiner Haut nimmt er in sich auf. Während seine Hände ihren Weg von meinen Schenkeln hoch zu meinen Brüsten finden.

»Es lohnt sich wirklich nach Hause zu kommen«, raunt er mir zu und küsst meinen Hals.

Ich kichere und stöhne, als er meine Brüste umfasst.

»Das finde ich auch«, stimme ich ihm zu und schiebe den Saum seiner Hose ein Stück nach unten, um meine Hand hineinzuschieben. »Was hältst du davon, wenn wir ins Schlafzimmer umziehen? Der Lieferant kann uns das Essen auch dort servieren.«

»Ins Schlafzimmer? Mal abgesehen davon, dass die Lieferanten das Essen nicht servieren? Nein.« David lacht und sein heißer Atem tanzt über meine Ohrmuschel. Sanft zieht er deren Umrisse mit seiner Zungenspitze nach und beißt in mein Ohrläppchen. »Ich glaube nicht, dass ich den Lieferanten im Schlafzimmer haben möchte, während ich dich verwöhne.«

»Stimmt auch wieder.« David hebt den Kopf und sieht mich an. Schmetterlinge fliegen wie wild in meinem Bauch herum, als er sich vorbeugt und mir den zärtlichsten Kuss aller Zeiten auf die Lippen haucht.

Ich bin so verliebt in diesen Mann.

»Ich muss morgen früh nach Boston«, eröffnet er mir und verzieht das Gesicht. Mein Herz wird schwer und erinnert mich sofort wieder daran, was es bedeutet einen Footballprofi zu daten. Wenig Zeit zu zweit und viel Zeit zum Nachdenken, während er nicht da ist. »Von dort aus fliegen wir nach New York, um das Rückspiel gegen die Settlers zu absolvieren.«

»Ist es schon wieder so weit?«, frage ich und zupfe an seinem Shirt. Er nickt und ein Lächeln ziert seine schönen Lippen. Er liebt seine alte Heimat New York, wenngleich er schon seit einem Jahrzehnt in Texas lebt. Die Spiele gegen die New York Settlers sind immer ganz besonders für ihn. Bereits am College war das Spiel gegen die New York State University das Wichtigste im Jahr für David. Sein Dad ist seit Jahrzehnten großer Fan der New York Settlers und ihm wäre es wohl am liebsten, wenn sein Junior dort sein Geld verdienen würde.

»Hm.« David küsst mich noch mal und hilft mir von der Kommode. Lächelnd hebe ich meine Tasche auf und folge ihm in die Küche, wo schon die zahlreichen Flyer von Lieferdiensten ausgebreitet auf der Kücheninsel liegen. »Möchtest du mitkommen nach New York?«

Überrascht von seiner Frage sehe ich ihn an.

»Du willst, dass ich mitkomme?«, erwidere ich.

»Ja?« Er legt den Kopf schief. »Es sei denn, du willst nicht.«

»Ich kann nicht, trifft es eher«, antworte ich traurig und sehe ihn entschuldigend an. »Ka-Blooom Fitness hat gerade den größten Aufschwung seit Jahren, da kann ich unmöglich mehrere Tage nach New York reisen.«

Ich sehe ihm an, dass ihm meine Antwort nicht schmeckt. Dabei ist es keine Absicht. Ich würde gern mitkommen, aber es geht zurzeit nicht. Austin zu verlassen wäre Wahnsinn.

»Tut mir leid«, entschuldige ich mich dennoch.

»Passt schon«, meint er und ich weiß, dass es nicht passt. Dafür kenne ich ihn zu gut, kennen wir uns zu gut, um zu wissen, dass es nicht okay ist. Früher war ich zeitlich flexibel. Wann immer es mir möglich war, bin ich mit zu seinen Spielen gekommen. Vor allem zu denen in New York, Philadelphia und Washington, um unsere Familien zu besuchen. Die Zeiten haben sich geändert und ich habe mein eigenes Business, um das ich mich kümmern muss.

»Sei nicht sauer«, bitte ich ihn.

»Ich bin nicht sauer«, behauptet er sogleich und ich verdrehe die Augen.

»Ah.« Mit verschränkten Armen suche ich seinen Blick. »Und wieso gehst du einem Gespräch aus dem Weg? Ich habe dir gesagt, dass wir nicht mehr die Personen von damals sind.«

»Was hat das denn damit zu tun?«, fragt er.

»Das ist mir vollkommen klar. Ich spiele einmal im Jahr in New York und du weißt, was mir dieses Spiel bedeutet. Das Einzige, was ich von meiner Freundin zu hören bekomme, ist, dass sie arbeiten muss. Vielen Dank auch.«

Er ist angepisst.

»David«, versuche ich ihm ein weiteres Mal meinen Standpunkt zu erklären. »In meinem Leben passiert momentan so viel und ich … ich will die Kontrolle nicht verlieren.«

»Du willst sie nicht abgeben, Karlie«, mault er. »Das ist ein meilenweiter Unterschied. Du führst ein Millionen Unternehmen, das vermutlich von Tag zu Tag mehr Umsätze erzielt. Irgendwann musst du die Verantwortung abgeben.«

»Das kann ich nicht«, antworte ich entschieden. »Und das weißt du auch. Niemand kennt KaBloom Fitness so gut wie ich.«

»Das eine hat doch gar nichts mit dem anderen zu tun«, erwidert er. »Dass du dein Unternehmen kennst und dass du dich bei der Größe, die es mittlerweile hat, übernimmst, sind zwei komplett verschiedene paar Schuhe.«

»Ich glaube nicht, dass ich mit einem Footballspieler, bei dem das Einzige, was er zu seiner Marke beitragen hat, sein Spitzname ist, darüber diskutieren muss, wann man Verantwortung abgeben muss als Chef.«

Kaum, dass ich das gesagt habe, bereue

ich es auch schon wieder. Davids Gesicht verfinstert sich und er ballt die Hände zu Fäusten. Er liebt seine Marke und das, was er sich aufgebaut hat. Ihn nur auf seine Künste auf dem Footballfeld zu reduzieren, ist nicht fair. Er hätte nicht all das, würde er nebenbei nicht auch verdammt hart arbeiten und hätte zur richtigen Zeit die richtigen Leute angeheuert, ihm zu helfen. Schuldbewusst beiße ich mir auf die Lippe und werfe ihm sogleich einen entschuldigenden Blick zu.

»So denkst du über mich?«, braust er auf. »Vielen Dank auch.«

»Das tue ich nicht, ich denke nur, dass …«

»Vergiss es, Karlie«, zischt er. »Du bist die taffe, intelligente Geschäftsfrau und ich der dumme Footballspieler, der alle anderen nur für sich arbeiten lässt. Ist angekommen.«

Mit den Händen streiche ich mir durchs Gesicht und wollte auf keinen Fall einen Streit mit ihm provozieren, aber so wie es aussieht, habe ich genau das geschafft.

»Es tut mir leid«, sage ich. »Nur ist es so, dass …« Ich breche den Satz ab und überlege mir lieber genau, was ich als nächstes sage. »Es ist so, dass ich mehr Verantwortung habe.«

»Mehr Verantwortung?«, fragt er. »Was soll das Karlie? Du kennst meine Firma hinter meiner Marke doch gar nicht und hast keinen blassen Schimmer. Ich sitze auch jede Woche mit meinem CEO zusammen und spreche mit ihm. Außerdem entscheide ich, welche Produkte und Deals mit meiner Marke eingegangen werden. Wieso urteilst du dermaßen über mich?«

»Es ist nur so, dass ich denke, dass ich mehr zu tun habe als du«, sage ich. »Ich entscheide alle wirtschaftlichen Aspekte meiner Firma selbst und du hast Angestellte dafür.«

»Du sagst es doch«, unterbricht er mich. »Ich habe Angestellte, die zwar einen gewissen Handlungsspielraum haben, aber nicht ohne meine finale Zustimmung agieren dürfen.«

Nun macht er mich doch sauer. Es ist nicht zu vergleichen, ob man einem CEO, der einem ein perfektes Konzept vorlegt, eine Unterschrift gibt oder ob man selbst alles prüfen muss.

»Du hast nicht mal ansatzweise die Verantwortung, die ich habe«, fauche ich. »Du gibst die finale Zustimmung, mehr nicht. Du musst nicht tagelang analysieren und abwiegen, ob eine Strategie gut ist oder ob das Produkt für dich Sinn macht. Ich schon. Du bist immer noch primär Footballspieler. Wenn deine Marke nicht mehr läuft, sichert dich dein Spielergehalt ab. Für mich ist es alles.«

»Das kannst du nicht ernst meinen!«, ruft er. »Ja, ich gebe dir insofern recht, dass ich durch mein Gehalt bei den Cavaliers abgesichert bin, aber sonst hast du keinen Plan von meinem Business.«

Wütend rauscht er davon.

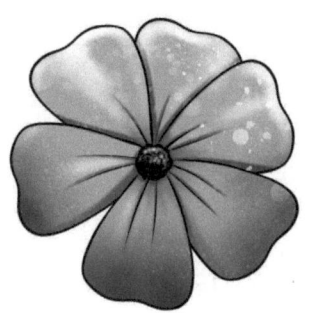

20. Kapitel

Karlie

Eine Woche später

»Ich kann nicht mehr.« Ruby stützt die Hände auf ihren Oberschenkeln ab und schnauft so heftig, dass ich glaube, sie kippt gleich um.

»Du wolltest joggen gehen«, sage ich und schenke ihr ein Lächeln.

»Weil ich mit dir brunchen gehen will, da habe ich das eben scherzhaft in den Raum geworfen«, antwortet sie hechelnd. »Das meinte ich doch nicht ernst.«

Völlig fassungslos, dass ich sie tatsächlich zu einem Morning Walk abgeholt habe, sieht sie mich an. Sport und Ruby waren noch nie die größten Freunde. Sie hasst joggen, das liegt wohl auch daran, dass ihr dafür die Kondition fehlt. Daran könnte sie arbeiten, will sie aber nicht.

»Ich hasse Sport«, japst sie, als wir ein kleines Café ansteuern. »Wirklich Karlie … wie könnt ihr alle damit euer Geld verdienen. Becks, du, Liam … ihr seid alle so fit und mögt das.«

Ruby verzieht den Mund. Ich hingegen bleibe an einem bestimmten Namen in ihrer Aufzählung hängen – Liam.

Mir ist schon aufgefallen, dass sie in letzter Zeit immer mehr miteinander unternehmen und sich wirklich, wirklich gut verstehen. Ruby will absolut nicht mit der Sprache rausrücken, was da zwischen ihr und dem Running Back der Austin Cavaliers läuft. Dabei würde ich es so gerne wissen. Wenn sich zwischen den beiden etwas entwickelt, würde mich das sehr für sie freuen.

»Liam, ja?«, frage ich und scanne den QR-Code für die Speisekarte mit meinem Smartphone.

»Ja«, antwortet sie und tut es mir gleich. »Er ist doch auch Leistungssportler.«

»Und welche Leistungen rufst du bei ihm ab?«, hake ich nach und ihre Wangen färben sich augenblicklich rot. Sie wird verlegen, wenn das kein gutes Zeichen ist. Wie gesagt, mir ist schon lange klar, dass da irgendwas zwischen den beiden im Busch ist. Bisher lassen sich nur Vermutungen anstellen und Ruby hält sich so bedeckt.

»Die Leistungen in seinem Knie«, erwidert sie fiebrig. »Das weißt du doch, Karlie.«

»Ich weiß vor allem, dass du auf den Kerl

stehst, Ruby Sanders«, erkläre ich. »Also, was läuft zwischen euch?«

Erneut weicht sie meinem Blick aus und druckst herum. Von wegen sie seien nur Freunde und dass das alles nichts zu bedeuten hätte. Das Übliche eben, aber umso mehr sie sich windet, desto weniger glaube ich ihr. Das kann ich gar nicht, wenn sich jedes Mal dieses süße Lächeln auf ihre Lippen schleicht, wenn sie von ihm spricht.

»Wir sind Freunde«, beharrt sie. »Können wir es bitte dabei belassen.«

»Klar«, sage ich und bin froh, als die Kellnerin kommt und uns den Kaffee serviert.

»Danke«, sage ich und sie nickt.

»Wie läuft's mit Becks?«, fragt Ruby.

»Gut«, antworte ich.

Das ist gelogen und das wird Ruby auch gleich auf den Tisch bringen. Dafür kennt meine beste Freundin mich einfach zu gut, als dass sie meine Lüge nicht entlarvt. David ist immer noch sauer über meine Bemerkung zu seiner Marke vor einer Woche. Seitdem läuft es schleppend zwischen uns. Vor allem weil wir uns nicht mehr persönlich gesprochen haben. Am Morgen nach unserem Streit haben wir uns zwar mit einem Kuss verabschiedet und ich habe ihm viel Glück für die anstehenden Spiele gegen Boston und New York gewünscht, doch wir wussten beide, dass etwas zwischen uns im Argen liegt. So lief es dann auch für den Rest der Woche, in der wir nur einmal miteinander telefonierten.

»Schön«, sagt Ruby.

»Schön?«, frage ich und bin jetzt doch irritiert von ihrer Antwort. »Du weißt doch, dass ich gelogen habe.«

»Klar weiß ich das, aber wenn du nicht darüber reden willst.« Sie zuckt mit den Schultern. »Ich will ja nicht neugierig sein.«

Das meint sie jetzt nicht ernst, oder? In welchem falschen Film bin ich eigentlich gerade. Der Mann, den ich liebe, ist sauer, weil ich sein Mitwirken bei seiner Marke in Frage gestellt habe, und meine beste Freundin gibt mir eine Retourkutsche für meine Neugier.

»So wie ich?«, frage ich spitz nach.

»Ja, so wie du«, ist doch wirklich ihre Antwort und mir klappt die Kinnlade runter.

»Was soll das Ruby?«, frage ich angesäuert und zusätzlich verletzt, weil sie es ins Lächerliche zieht, dass es mir wegen David schlecht geht. »Was habe ich dir getan, dass du so bist?«

»Ich will mich vor dir nicht rechtfertigen, was zwischen Liam und mir ist. Das muss ich andauernd tun. Es nervt mich, Karlie. Und nur weil du jetzt wieder im siebten Becks Himmel schwebst, musst du dies nicht auf andere projizieren. Liam und ich sind nicht Becks und du. Also frage ich dich nicht weiter nach Becks, sodass du nicht das Gefühl bekommst, dass du es ebenso tun kannst.«

»Das habe ich auch nie behauptet«, antworte ich verletzt und weiß nicht so recht, was ich mit Rubys emotionalem Ausbruch anfangen soll. Das, was sie mir vorwirft, ist völlig absurd und daneben zugleich. Alles, was ich will, ist, dass sie glücklich ist. So wie es aussieht macht Liam sie glücklich. Wieso redet sie nicht darüber? Das ist auch egal, denn scheinbar ist das ein Thema, das unsere Freundschaft wirklich belastet. Was traurig ist, weil wir uns gerade wegen zwei Männern streiten, die uns nicht mal gut behandeln. Na ja, zumindest unterstelle ich ihnen das jetzt.

»Es tut mir leid«, kommt es plötzlich von ihr und sie sieht mich traurig an. Ihr Blick ist gesenkt und sie beißt sich schuldbewusst auf die Lippe. »Du hast recht. Zwischen Liam und mir … es ist kompliziert und vielleicht will ich auch deswegen nicht darüber sprechen.«

»Schon gut«, sage ich. »Es ist dein gutes Recht, nicht darüber zu sprechen und vielleicht war ich wirklich nur neugierig. Alles, was ich will, ist, dass du glücklich bist. Dass du weißt, dass wenn du doch darüber willst, ich für dich da bin.«

»Das weiß ich.« Ruby lächelt mich an und tätschelt meine Hand. »Was ist mit Becks?«

»Er ist sauer«, antworte ich und erzähle ihr die ganze Geschichte und dass jetzt so was wie Funkstille zwischen uns herrscht.

»Ich glaube schon, dass es ihm einfach nur wichtig war, dass du in New York dabei bist«, antwortet sie. »Und ich … ich muss ihm zustimmen, Karlie.«

»Womit?«, frage ich panisch und Hitze durchfährt meinen Körper. Ruby stimmt ihm nie zu. Sie mögen einander nicht mal sonderlich, das haben sie noch nie getan. Dass ausgerechnet sie nun auf seiner Seite ist, macht es noch schlimmer.

»Dass du Arbeit abgeben musst und das alles nicht mehr allein schaffst. Warum kannst du es nicht als Geschenk sehen, dass du es so weit gebracht hast, dass du andere für dich arbeiten lässt. In allen Bereichen.«

»Ich habe Angst, dass sie es nicht so gut machen, wie ich und dann bin ich frustriert.«

Ruby seufzt.

»Du musst diesen Schritt gehen«, redet sie mir noch einmal ins Gewissen. »Wenn du es nicht tust, wird dir alles über den Kopf wachsen. Da hat Becks nun mal recht, ob du es hören willst oder nicht.«

»Ja, vielleicht«, räume ich ein.

»Du entschuldigst dich bei ihm«, verlangt sie.

»Aber ich …«, beginne ich und sehe sie bockig an.

»Karlie.« Tadelnd sieht sie mich an und ich schiebe beleidigt die Unterlippe vor. »Du hast ihm Unrecht getan.«

»Ist ja schon gut«, räume ich ein. »Ich entschuldige mich.«

Ruby zwinkert mir zu und ich greife tief durchatmend nach meinem Kaffee.

*

Seit David mir vor einer Stunde geschrieben hat, dass er in Austin gelandet ist, sitze ich auf heißen Kohlen. Er hat mir unsagbar gefehlt in den letzten Tagen. Unser Streit und die daraus resultierende Funkstille hat es noch schlimmer gemacht.

Wir haben vereinbart, dass wir uns heute bei mir treffen, obwohl wir mehr Zeit in seiner Villa verbringen. David liebt die Annehmlichkeiten, die sein Haus ihm bieten, sodass er nur selten bei mir ist. Zugegebenermaßen gibt es schlechtere Behausungen.

Als der Schlüssel am Abend in der Haustür rumgedreht wird, springe ich vom Sofa auf und gehe in den Flur. Rechtzeitig kann ich mich noch bremsen, dass David nicht glaubt, ich hätte auf ihn gewartet und mein schlechtes Gewissen mich allmählich auffrisst.

Er stellt seine Reisetasche und den Trolley neben der Tür ab. Anschließend schlüpft er aus seiner Jacke und seinen Schuhen, ehe er mich im Durchgang zum Wohnzimmer erblickt. Kaum, dass er mich gesehen hat, hellt sich sein müder Gesichtsausdruck auf. Mein Herz schlägt schneller, als ich endgültig realisiere, dass er sich freut mich zu sehen.

»Hi«, sagt er und kommt auf mich zu.

»Hi«, antworte ich und falte die Hände ineinander. »Wie war der Flug?«

»Gut«, antwortet er.

Bei mir angekommen, zieht er mich an sich und legt seine Hand in meinen Nacken. Ich neige den Kopf nach hinten, um ihm in die Augen zu sehen. Unsere vierundzwanzig Zentimeter Größenunterschied machen es nicht leichter.

»Du hast mir gefehlt«, raunt er gegen meine Lippen und küsst mich sanft.

Ich erwidere den Kuss und schmiege mich fest an ihn. Mein Körper kribbelt und Erleichterung durchflutet mich, dass er nicht mehr sauer auf mich ist.

»Du mir auch«, hauche ich.

Er hat mir schrecklich gefehlt. Während wir uns küssen, schiebe ich meine Hände unter seinen Hoodie und weiter unter sein Shirt. Seine Haut ist warm und weich unter meinen Fingerkuppen. Doch plötzlich löst er den Kuss und zieht meine Hände unter seinem Pullover hervor. David hat die Stirn in Falten gelegt und schüttelt wieder und wieder den Kopf.

Die Distanz, die er auf einmal einnimmt, trifft mich völlig unvermittelt. Was ist denn jetzt los? Ist er doch noch sauer auf mich und wollte zumindest unser erstes Wiedersehen nicht versauen. Aber nein, so ist er nicht. David hätte mir direkt gezeigt, dass er noch sauer ist.

»Bist du noch sauer?«, frage ich, weil ich mich völlig hilflos fühle. »Ich habe es nicht so gemeint und …«

»Ich bin nicht mehr sauer«, antwortet er.

»Was hast du dann?«, frage ich.

»Ich muss dir was sagen«, erwidert er und

seine Augen fixieren einen Punkt hinter mir. Er weicht meinem Blick aus, das spüre ich ganz deutlich.

»Okay … was?«, wispere ich.

David schiebt die Hände in die Taschen seiner Hose. Die Mauer, die er zwischen uns aufbaut, ist beinahe übermächtig.

»Wir waren nach dem Sieg in New York in einem Club feiern«, beginnt er. »Dort war eine Frau und sie …«

Nervös fährt er sich durch die Haare und geht vor mir auf und ab.

Mein Herz rast in meiner Brust und ich versuche, es zu kontrollieren. Doch keine Chance, das Gesagte ist einfach zu präsent, als dass ich es ignorieren kann. Ich mache einen Schritt rückwärts und am liebsten würde ich es nicht mehr hören.

»Sie hat mich angemacht«, redet er weiter, was mich bereits tief fallen lässt, obwohl es Schwachsinn ist. Täglich machen Frauen und Männer ihn an. Das ist noch kein Grund mir Sorgen zu machen. Was mir allerdings Sorgen macht, ist, dass er es offen anspricht und auch, dass er sich von mir distanziert.

»Und ich bin darauf eingegangen.«

Meine Welt steht still, der kräftige Herzschlag, den ich zuvor noch in meiner Brust spürte, versiegt. Ich schnappe nach Luft, weil ich glaube, keine mehr zu bekommen.

Seine Worte hallen in meinem Kopf wider.

»Sie hat mich geküsst«, fährt er flüsternd

fort. »Und ich … ich habe sie gewähren lassen. Für einen Moment.«

Sekundenlang sehe ich ihn an und bringe keinen Ton heraus, obwohl ich nichts mehr will, als schreien. Das kann er nicht getan haben, nein. Wir waren doch glücklich und hatten uns gerade erst wieder gefunden. Wieso küsst er eine andere Frau? Weil ich ihn als Opfer der Sportbranche betitelt habe? Das waren nicht meine genauen Worte, aber so muss er es empfunden haben. Ich verstehe es nicht. Das macht doch alles keinen Sinn. Dieser Kuss macht keinen Sinn.

»Karlie«, spricht David mich an. »Als ich gemerkt habe, was da vor sich geht, habe ich sie sofort von mir gestoßen und …«

»Wie konntest du nur?«, bricht es aus mir heraus. »Wieso tust du mir das an?«

Geradezu hilflos sieht er mich an.

»Ich war frustriert, weil du nicht mitgekommen bist und wir Streit hatten«, rechtfertigt er sich oder vielmehr redet er sich raus.

»Willst du mich verarschen?« Hysterisch lache ich auf und mittlerweile laufen Tränen über meine Wangen. »Willst du meinem Handeln gerade die Schuld dafür geben.«

»Nein!«, ruft er. »Natürlich nicht. Bitte entschuldige. Das will ich nicht aber, ich … ohne unseren Streit und den … Frust.«

»Welchen Frust?« blaffe ich und schlucke meine aufkommenden Tränen herunter. »Ich war auch frustriert und sauer und habe mir das anders vorgestellt, aber das als Vorwand zu nehmen, weil du eine andere Frau …«

»Sie hat mich geküsst«, stellt er klar. »Sie. Mich. Nicht ich sie.«

Das darf doch wohl nicht wahr sein. Das kann nicht wahr sein. Es ist doch völlig egal, ob die Initiative von ihr ausging oder von ihm. Die Frau wird sich ihm kaum an den Hals geworfen haben und ihren Mund auf seinen gedrückt. So ein Schwachsinn, da müssen schon eindeutige Signale seinerseits gewesen sein, dass es okay war.

»Verschwinde«, entscheide ich und drehe mich herum, dass er meine Tränen nicht sieht.

Niemals hätte ich es für möglich gehalten, dass er mir das Herz noch einmal brechen wird. Heftiger und rücksichtsloser als je zuvor. Vor sechs Jahren traf es mich auch aus heiterem Himmel, aber dennoch gestehe ich mir im Nachhinein ein, dass es genug Anhaltspunkte gab, dass es zwischen uns nicht mehr lief. Doch jetzt? Nein, das kommt absolut unerwartet. Noch dazu hat er mich betrogen. Eine andere Frau geküsst. Schlimmer geht es nicht mehr.

Was hatte sie an sich, dass er sich zu einem Kuss hinreißen ließ? War sie hübscher als ich oder bequemer? Hat sie ihm gesagt, wie toll er ist und der allergrößte Quarterback der Liga? Bestimmt hat sie das getan. Sie war nicht so unverfroren wie ich und hat sein Ego angekratzt. Der Gedanke daran, wie er sie küsst und ich zu Hause im Bett liege und auf eine Versöhnung warte, macht mich ganz krank.

Wütend fahre ich wieder herum und sehe ihn an. Er wirkt hilflos, mit gesenkten Schultern sieht er mich an.

»Ich wollte, dass du es von mir erfährst«, sagt er.

»Wie rücksichtsvoll«, entgegne ich. »Ja, so kenne ich dich. Immer auf mein Wohl bedacht.«

»Karlie, bitte«, meint er und massiert mit Daumen und Zeigefinger seine Nasenwurzel. »Ich wollte ehrlich zu dir sein. Dieser Kuss er … ich … ich habe ihn nicht erwidert.«

»Und das macht es besser?«, speie ich ihm entgegen.

»Sie hat mich geküsst«, wiederholt er noch mal das Offensichtliche, als hätte ich es nicht mitbekommen.

»Du hast diese Frau dennoch so nah an dich rangelassen, dass sie überhaupt die Chance dazu hatte.«

»Ich weiß«, räumt er ein.

»Du solltest gehen«, entscheide ich ein weiteres Mal und atme tief durch. Unser Wiedersehen habe ich mir so schön ausgemalt, meine beste Unterwäsche angezogen, Wein bereitgestellt und jetzt das.

Ich bin so eine dumme Kuh!

»Karlie«, sagt er und ich spüre, dass er näherkommt. »Bitte lass uns reden. Es tut mir leid.«

»Verschwinde aus meinem Haus, aus meinem Leben«, sage ich. Meine Stimme hat längst keine Kraft mehr, um zu schreien. »Bitte geh.«

»Ich habe sie nicht zurückgeküsst«, wiederholt er. »Das musst du mir glauben.«

Mit diesen Worten dreht er sich herum und kommt meiner Bitte nach.

David verschwindet erneut aus meinem Leben und zum zweiten Mal frage ich mich, wie es so weit kommen konnte.

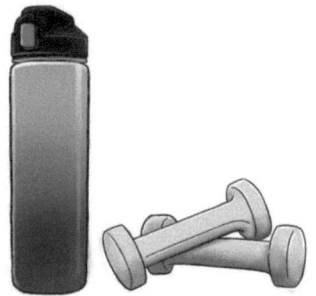

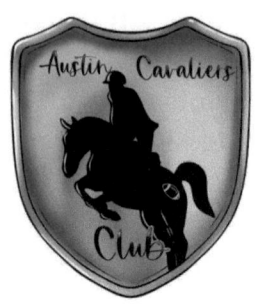

21. Kapitel

Becks

Einige Wochen später, Anfang Dezember

Rückblickend kann ich nicht sagen, dass ich viele Fehler in meinem Leben begangen habe, aber mich von dieser Frau in New York küssen zu lassen, war sicherlich der Größte von allen. Schon in dem Moment, als ihre Lippen auf meinen lagen, wusste ich, dass es falsch ist. Trotzdem habe ich es für den Bruchteil einer Sekunde zu lang toleriert. Ich hätte ihr bereits den Laufpass geben müssen, als sie begann mich zu betatschen. Als ihre langen Finger mit den noch längeren Gelnägeln über meinen Oberschenkel strichen und sie sich weiter und weiter zu mir vorbeugte. Im Nachhinein kann ich auch nicht mehr sagen, was mir in diesem Moment durch den Kopf ging. Nichts vermutlich, denn sonst hätte ich sie augenblicklich von mir gestoßen.

Mich von dieser Frau anmachen und küssen lassen, wie dumm konnte ich nur sein. Auch wenn Karlie und ich Streit hatten, ist das absolut keine Rechtfertigung für das, was ich getan habe.

Ich wollte nie zu diesen Profisportlern gehören, die ihren Status ausnutzen, dass ihnen die Frauenwelt zu Füßen liegt, um die eigene Frau zu betrügen. Ein Kuss gehört für mich definitiv dazu. Dafür hasse ich mich auf eine gewisse Art und Weise selbst.

Für mich war klar, dass ich die ganze Sache nicht einfach unter den Tisch kehren werde, sondern Karlie die Wahrheit sage. Es war mir wichtig, dass sie es von mir erfährt und nicht von meinen Kollegen, die es größtenteils gesehen haben oder noch schlimmer aus der Presse. Tief in mir ist dieser letzte Funken Hoffnung, dass meine Ehrlichkeit Karlie vielleicht dazu bringt, mir zu verzeihen.

Dem war nicht so und die Presseberichte über den Kuss machen es nicht besser.

Die Frau hat eine riesige Welle gemacht. Meine Anwälte haben alle Hände voll zu tun, ihr den Mund zu verbieten und zu verhindern, dass sie Karlie demütigt. Denn als meine betrogene Freundin steht sie ungewollt im Fokus des Interesses. Ein verwackeltes Foto von mir und der Frau gibt es natürlich auch. Meine Eltern waren außer sich vor Wut. Selbst Asher, der immer zu mir gestanden hat, hat für ein paar Tage nicht mit mir geredet. Wegen eines Kusses, den es so nie gab.

Das alles ändert jedoch nichts daran, dass dieser Kuss der größte Fehler meines Lebens war und ich Karlie ein zweites Mal verloren habe. Diesmal bin ich mir auch sicher, dass ich sie so schnell nicht zurückbekommen werde. Seit Wochen blockt sie all meine Versuche ab sie zu erreichen. In der Facility lässt sie sich gar nicht mehr blicken. Von Instagram habe ich erfahren, dass sie mit ihrem Bruder in Los Angeles Bürogebäude besichtigt, um sich weiter zu vergrößern.

In ihrem Leben läuft es perfekt zurzeit und ich gönne es ihr von Herzen. Selbstverständlich wäre ich gern ein Teil davon, aber Karlie hat mir klargemacht, dass sie keinen Kontakt mehr zu mir möchte. Das habe ich mir allein zuzuschreiben. Jetzt kann ich nicht mehr machen, als zu warten, dass meine Traumfrau sich bei mir meldet.

Während es bei Karlie perfekt läuft, läuft es bei mir einfach nur beschissen. Ich bin im größten Formtief meiner Karriere. Jedes Spiel in den letzten Wochen hatte eine Interception zu verzeichnen. Coach Sanders lässt mich nur noch spielen, weil ich trotz meiner katastrophalen Leistung immer noch besser spiele als Lucas. Das spricht auch nicht für meinen Backup Quarterback und ich denke, dass Mr. Johnson sich zum Beginn der neuen Saison umsehen wird. Natürlich hat auch die Presse meine schlechten Leistungen längst auf dem Schirm und setzt sie immer wieder in Verbindung zur Trennung von Karlie. Was auch jedes Mal die Sache mit dem Kuss wieder aufwärmt. Es ist ein Teufelskreis.

Zu allem Überfluss steht heute das schwierige Rückspiel gegen die Berkeley Bees an, dessen Hinspiel wir zu Beginn der Saison so grandios in den Sand gesetzt haben.

Asher und ich betreten das Stadion, um uns aufzuwärmen, als wir bereits die ersten Bees Spieler sichten. Unter ihnen auch Fullback Damien O'Riley, der wie ich aus New York stammt. In der Highschool haben wir ein paar Spiele gegeneinander absolviert.

»Ich sage mal Damien Hallo«, lasse ich meinen besten Freund wissen und jogge zu ihm herüber. »Damien, hey«, begrüße ich ihn.

»Hey Becks«, meint er und wir schlagen freundschaftlich miteinander ein. »Wie geht's?«

»Gut und dir?«, frage ich.

»Mir auch«, erwidert er und deutet auf eine Blondine, die neben Bees Besitzerin Savannah Belfast an der Sideline steht. Sofort wird mir schwer ums Herz, weil ich genau weiß, dass Karlie nicht hier ist. »Meine Frau Sophie.«

»Frau?«, echoe ich überrascht. »Ich wusste nicht, dass du verheiratet bist.«

»Wir haben in der Bye-Week geheiratet«, meint er. »Im kleinen Familienkreis.«

»Verstehe«, erwidere ich.

»Und du?«, will er wissen und zwinkert mir zu. »Sophie ist immer noch ganz aufgeregt, dass du mit Karlie Bloomberg zusammen warst.«

Er grinst mich an und obwohl er verheiratet ist, und es unverkennbar ist, mit welchen Blicken er seine Frau besieht, bin ich eifersüchtig. Nicht darauf, dass Karlie auch Damiens Typ ist, sondern auf das, was er mit seiner Frau hat.

»Ja«, krächze ich. »Karlie und ich sind … wieder ein Paar.«

Mein Magen zieht sich bei dieser Lüge zusammen und ich habe das Gefühl, dass ich mich gleich übergeben muss. Keine Ahnung, warum ich Damien anlüge. Im Grunde ist es doch egal, ob ich die Wahrheit sage oder nicht. Aber wenn ich seine wunderschöne Frau sehe und wie glücklich er aussieht, bin ich neidisch. Und sauer. Verdammt sauer auf mich, dass ich es in den Sand gesetzt habe. Dazu kommt noch, dass ihr Kicker Paco Alvarez mal wieder seine Beziehung zum Boss zur Schau stellt. Was mir auch völlig egal ist. Savannah Belfast interessiert mich nicht. Es gibt nur eine Frau für mich und dennoch gönne ich allen um mich herum ihr Glück nicht. So weit ist es schon mit mir gekommen.

»Und Paco ist immer noch glücklich mit eurem Boss?«, wechsle ich das Thema.

»Und wie.« Damien lacht. »Komm ich stell dir Sophie vor.«

Ich will nicht, wirklich nicht, aber Damien gibt mir keine Chance. Er greift nach meinem Arm und zieht mich hinter sich her zu seiner

Frau, Paco und Savannah.

»Hey«, sagt er und beugt sich über die Absperrung, um sie zu küssen. »Das ist Becks. Er kommt auch aus New York, wie du weißt. Becks, das ist meine wundervolle Frau Sophie.«

»Du Schleimer.« Sophie verdreht die Augen und reicht mir freundlich die Hand. »Freut mich dich kennenzulernen. Falls du mal Interesse an einer Homestory im San Francisco Herald hast, melde dich.«

Ich sehe zwischen ihnen hin und her, während Savannah und Paco lachen.

»Sie ist Journalistin«, erklärt Damien und jetzt macht es Klick bei mir. Natürlich, die Homestory über Damien war doch in aller Munde.

»Homestorys sind nicht so mein Ding«, erwidere ich. »Hi Paco, Ms. Belfast.«

»Hey.« Der Kicker schlägt ebenfalls mit mir ein. Wir wechseln noch ein paar belanglose Worte miteinander und anschließend verabschiede ich mich von ihnen, um zurück zu Asher zu gehen.

»Du kannst mir sagen, was du willst«, meint mein bester Freund. »Aber die Penner haben schon den verdammten Jackpot geknackt mit ihren Weibern.«

Ich werfe noch einen Blick auf die Vier und nicke.

Unrecht hat er nicht.

*

»Down! Set! Hut!«, brülle ich.

Maddox führt auf mein Kommando den Snap aus, und der Ball landet perfekt in meinen Händen. Ich bewege mich rückwärts in der Pocket und sehe, wie die Jungs alle Hände voll zu tun haben, die Defense der Bees in Schach zu halten. Wir liegen mit zwei Touchdowns hinten, was immer machbar ist. Allerdings sind die Bees so stark heute, dass ich bezweifle, dass wir den Rückstand aufholen. Ich suche das Feld nach einer Anspielstation ab, doch bevor ich jemand finden kann, werde ich sehr unsanft zu Boden gerissen. Brutal hart falle ich auf die linke Seite und noch während ich falle, habe ich das Gefühl, dass das nicht gut endet. Das tut es auch nicht. Mein Körper schlägt auf dem Rasen auf, mit dem Kopf zuerst. Augenblicklich durchzuckt ein Stich meinen Kopf und ich schließe die Augen. Meine Hände entlassen den Ball. Wie ein Blitz schießen die Schmerzen durch meinen Körper, und nehmen mir die Luft zum Atmen. Fuck, das hat verdammt wehgetan. Schnell bemerke ich, dass mein Kopf nicht das einzige Problem ist. Da ist noch ein weiterer Schmerz in meiner Brust, der jegliches Atmen verhindert. Wie zur Hölle habe ich es geschafft, mich in einem ganz normalen Sack so zu verletzten, dass nicht nur mein Schädel brummt, sondern auch meine gesamte linke Seite von einem unbändigen Schmerz durchzogen wird.

»Becks.« Asher und Maddox ragen über mir auf, aber ich sehe ihre Köpfe verschwommen. Nur ihre Stimmen kann ich zuordnen. Sie greifen nach meinen Händen und helfen mir auf, was sehr nett ist. Doch, als ich den Schmerz in meiner Brust erneut spüre, falle ich wieder zurück auf den Hosenboden. Ein Raunen geht durchs Stadion. »Mach keinen Scheiß, Mann.«

»Wir brauchen einen Arzt!«, brüllt Maddox und die Spieler sammeln sich um mich.

»Tut mir leid«, entschuldigt sich der Defense Spieler der Bees bei mir und ich drücke seine Hand, um ihm zu signalisieren, dass es okay ist.

»Becks, hörst du mich?« Es ist unser Mannschaftsarzt Kyle.

»Klar«, krächze ich. »Ich bin gleich wieder fit.«

Doch bereits als ich aufstehen will, merke ich, dass da gar nichts geht. Den stechenden Schmerz in meiner Brust und auch das Schwindelgefühl in meinem Kopf kann ich nicht ignorieren.

»Du kommst mit ins blaue Zelt«, ordnet Kyle an und ich bemerke, dass zwei Physiotherapeuten mir aufhelfen und mich stützen. Asher und Maddox tätscheln meine Schultern und auch meine anderen Teamkollegen reden mir gut zu. Aus dem Augenwinkel bemerke ich, wie Coach Sanders Gesicht zu einer nachdenklichen Miene verzogen ist. Er schaut doch hoffentlich nicht meinetwegen so besorgt, oder? Aber ich bin sicher gleich wieder auf dem Feld.

»Keine Sorge, Coach!«, rufe ich ihm übermütig zu. »Gleich bin ich wieder da. Nur ein kleiner Check-up.«

Sie setzen mich auf der Liege im blauen Zelt ab und nehmen mir den Helm ab. Erst jetzt merke ich, wie sehr mir eigentlich der Kopf schwirrt. Es wird auch ständig schlimmer. Bin ich wirklich so extrem aufgeschlagen?

Kyle leuchtet mir mit einer Taschenlampe in die Augen, was alles andere als angenehm ist.

»Becks?«, fragt er.

»Ja?«

»Wo sind wir?«

»Im Cavaliers Ranch Field«, antworte ich.

»Warum?«

»Wir spielen heute«, antworte ich. »Komm schon, lass mich wieder aufs Feld.«

Er packt die Taschenlampe ein und tastet noch einmal meinen Kopf und meine Schläfen ab. Es tut weh, was ich leider auch nicht vor ihm verbergen kann.

»Tut mir leid«, meint er, als er die Arme sinken lässt.

»Du bist mit Verdacht auf Gehirnerschütterung raus für heute.«

»Wie bitte?«, zische ich und springe von der Liege. Was eine verdammt dumme Idee ist. Denn nicht nur, dass sich plötzlich wieder alles dreht. Meine Brust schmerzt auch wieder enorm. Fuck, was ist das?

»Hast du dort Schmerzen?«, fragt Kyle und deutet auf meine Hand, die ich an die schmerzende Stelle halte.

»Ein bisschen.«

»Holt das Golfcart«, ordnet er an und ich stöhne genervt auf.

»Kann ich nicht kurz hier warten und beim nächsten Drive bin ich wieder dabei?«, versuche ich es erneut. Kyle schüttelt sofort den Kopf.

Letztendlich habe ich keine andere Wahl und muss mit Kyle in die Kabine. Dort helfen sie mir mich auszuziehen. Es dauert einige Zeit, bis ich die volle Ausrüstung abgelegt habe. Doch dann offenbart sich auf meiner linken Seite ein schauriges Bild. Mein Rippenbogen strahlt in sämtlichen dunklen Tönen, die man auf der eigenen Haut nicht sehen möchte.

»Fuck«, zische ich. »Was ist das?«

»Ich befürchte, das wissen wir erst, wenn wir dich geröntgt haben«, sagt Kyle. »Und ein CT will ich auch von deinem Kopf haben.«

Wiederholt stöhne ich auf.

»Das ist nicht nötig«, wehre ich ab. »Scheiße, Mann. Ich sollte auf dem Feld stehen und der Mannschaft helfen. Das ist es, was ich …«

Als ich mich erheben will, drückt Kyle mich zurück auf die Bank.

»Krankenhaus, sofort!«, ordnet er mit fester Stimme an und ich ergebe mich. »In diesem Zustand hilfst du niemandem. Am wenigstens dir selbst.«

Ich habe eine leichte Gehirnerschütterung und eine angebrochene Rippe. Das alles von einem verdammten Sack. Wie viel Pech kann man eigentlich haben? Kann mir das mal jemand verraten. Vermutlich nicht, denn wenn es jemand wüsste, hätte ich dem vorbeugen können. Ich fühle mich nicht nur elendig, weil ich auf starke Schmerzmittel verzichte, sondern auch extrem sauer. Die Cavaliers haben natürlich gegen die Bees verloren und ich als ihr Starting-Quarterback und Kapitän konnte nicht helfen. Stattdessen liege ich im Krankenhaus.

Schöne Scheiße!

Es klopft an der Tür und ich hebe langsam den Kopf.

»Ja, bitte.«

Asher kommt herein, gefolgt von Maddox. Ich wusste nicht, dass der Kleine sich solche Sorgen um mich macht.

»Hey Mann«, meint Asher. »Können wir reinkommen?«

»Klar«, sage ich und schlage mit ihnen ein.

»Wie fühlst du dich?« Asher setzt sich wie eine Mom auf die Kante meines Bettes. Es fehlt nur noch, dass er mir das Köpfchen streichelt und sagt, dass alles wieder gut wird.

Maddox geht zum Fußende und stützt sich dort mit den Händen auf dem Fußteil ab.

»Geht so«, antworte ich. »Wie war das Spiel?«

»Wir haben verloren, aber das weißt du sicher«, sagt Maddox. »Also, wie fühlst du dich?«

»Scheiße«, antworte ich ehrlich. »Mir brummt der Schädel und ich kann kaum atmen.«

»So ist das bei einer leichten Gehirnerschütterung und einer angebrochenen Rippe«, meint Maddox. »Wie lange bist du raus?«

»Wenn wir sie erreichen bis zu den Play-Offs«, sage ich und wende meinen Blick ab, weil ich die entsetzten Gesichter von Asher und Maddox nicht sehen möchte.

»Das ist verdammt lange«, seufzt mein bester Freund.

»Wie lief es mit Lucas?«, frage ich an Maddox gewandt, der sogleich die Augen verdreht.

»Also scheiße«, schlussfolgere ich.

»Wir sind nicht eingespielt«, versucht er die Situation zu retten. »Das wird bestimmt bald besser.«

»Hoffentlich«, murre ich. »Fuck, ich kann mich echt kaum bewegen.«

Stöhnend setze ich mich ein wenig auf.

»Wie lange musst du noch im Krankenhaus bleiben?«, will Asher wissen.

»Morgen früh ist Visite und dann weiß ich hoffentlich mehr.«

»Gut«, meint er. »Wenn ich dich abholen soll, sag Bescheid.«

»Na klar«, antworte ich. »Habt ihr mir wenigstens was Sinnvolles mitgebracht?«

»Klar.« Asher zieht die Tasche zu sich, die

sie auf dem kleinen Beistelltisch abgestellt haben. »Wir haben dir dein iPad mitgebracht und
Wechselklamotten.«

»Danke«, sage ich und sehe meinen besten
Freund lächelnd an.

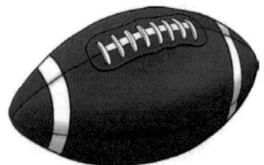

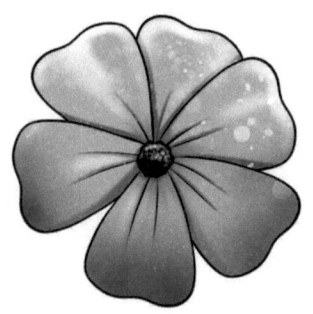

22. Kapitel

Karlie

Austin Medical Center, am nächsten Tag

Mein neuer Wagen wird vor dem Austin Medical Center langsamer, bis er auf dem Besucherparkplatz zum Stehen kommt. Seufzend lehne ich den Kopf zurück und frage mich wiederholt, was ich hier eigentlich tue. Natürlich habe ich das Spiel gegen die Berkeley Bees gestern verfolgt und konnte nur schwer an mich halten, als David verletzt runter musste. Bold und ich haben das Spiel gemeinsam in meinem Hotelzimmer in Los Angeles geschaut, nachdem wir gestern Mittag noch einen Sponsorentermin hatten. Heute früh ging mein Rückflug nach Austin und er brach nach Seattle auf.

Ich war außer mir, als die ersten Gerüchte über eine Gehirnerschütterung, die Runde machten. Schließlich bat ich Ruby mich auf dem

Laufenden zu halten, ohne ihre Schweigepflicht als Staffmitglied der Cavaliers zu verletzen.

Der Kuss, den er mir gestanden hat, hat mir das Herz gebrochen. Auch wenn seitdem schon ein paar Wochen vergangen sind, tut es immer noch verdammt weh. Wir waren glücklich und hatten zuvor eine belanglose Meinungsverschiedenheit, die für mich eigentlich aus der Welt war. Mehr nicht. Mir ging die ganze Sache in den letzten Wochen nie richtig aus dem Kopf. Auch nachdem ich die völlig überzogenen Artikel dazu gelesen habe und mir die ausgeschmückte Geschichte der betroffenen Frau reingezogen habe. Immer erzählte sie etwas anderes. Fügte ein Detail hinzu oder ließ etwas weg. Dass sie nicht behauptete, dass sie wilden Sex mit David hatte, war alles. Trotz allem, dass er mir versicherte, den Kuss nicht erwidert zu haben, kann ich ihm nicht zu einhundert Prozent glauben.

In einem Club in New York vor weiß Gott wie vielen Zuschauern, lässt er sich von einer anderen Frau küssen.

Dieser Idiot.

Egal, was passiert ist und wie weh es mir immer noch tut, liebe ich diesen Mann und mache mir große Sorgen um seine Gesundheit. Ruby bestätigte mir schließlich, was die Medien über Stunden behaupteten. David hat eine Gehirnerschütterung und eine angebrochene Rippe. Nichts womit man spaßen sollte. Vor allem die vielen Schläge auf den Kopf sind bei

Footballspielern ein großes Berufsrisiko. Schon während unserer Collegezeit hatten wir den ein oder anderen Streit darüber, dass er nach einem heftigen Tackle seinen Kopf nicht hat ausreichend untersuchen lassen. Seitdem hat sich viel getan. Sowohl in der Liga als auch am College. Mit einer Gehirnerschütterung oder gar dem Verdacht, dürfen die Spieler nicht mehr aufs Feld zurück. Ich finde das richtig so wie viele andere Menschen auch, aber ich weiß von David, dass die Spieler das anders sehen. Sie wollen ihrer Mannschaft immer helfen. Wenn sie nicht mehr richtig denken können, tun sie das nicht. Für den Quarterback ist das strategische Mitdenken und Ausarbeiten der Spielzüge das Wichtigste. Wenn er sich mit einem Wurf nur wenige Zentimeter verschätzt und seine Receiver den Ball nicht mehr fangen können, provozieren sie eine Interception. Genauso kann es passieren, dass sie sich zeitlich verschätzen und ein Defense Spieler sie in einen Sack zieht.

Ich betrete das Austin Medical Center und halte auf die Information zu, um zu erfahren, auf welcher Station David liegt. Weiß der Teufel, was mich geritten hat, herzufahren und nach ihm zu sehen. Er sollte mir egal sein und ich sollte ihn mir aus dem Kopf schlagen. David hat mich betrogen und auch, wenn er es mir gestanden hat, macht es die ganze Sache nicht besser. Für mich fällt ein Kuss definitiv in die Kategorie Betrug. Immer wieder frage ich mich, ob er mich damals auch betrogen hat. Gerüchte gab es in Massen. Ehrlich gesagt weiß ich nicht mal, welches Gerücht es nicht gab und die Mädchen, mit denen er mich betrogen haben soll, waren auch nur selten dazu bereit es richtigzustellen. Vermutlich hofften sie alle, dass ich irgendwann einknicke und ihn freigebe. Damit eine von ihnen ihren Traum verwirklichen kann und Mrs. David Beckett wird oder Mrs. Becks, denn die meisten dieser Trullas wissen nicht mal, dass sein Vorname David ist. Genau diesen Umstand will ich mir jetzt im Krankenhaus zu Nutzen machen. Ich bin nicht seine Ehefrau oder seine Verlobte, damit gibt es keinen Verwandtschaftsgrad, der mich dazu befähigt, Informationen über ihn zu erhaschen. Nun hoffe ich, dass die ältere Frau am Empfangstresen nicht weiß, dass sein voller Name David Beckett ist und mich zu ihm lässt.

»Guten Morgen«, wünsche ich ihr. »Karolina Bloomberg.«

Endlich zahlt es sich mal aus, dass meine Eltern mich nach meiner deutschen Großmutter benannt haben. Da ich mich nie mit meinem vollen Namen vorstelle, wird sie hoffentlich nicht sofort von Karolina auf Karlie kommen. »Mein Freund David Beckett wurde gestern eingeliefert. In welchem Zimmer liegt er denn?«

Sie wirft mir einen misstrauischen Blick zu und ich befürchte bereits, dass ich aufgeflogen bin. In der heutigen Zeit ist es sicherlich komisch, dass ich seine Zimmernummer an der Information erfahren möchte. Unsere Generation hat dafür Smartphones. David selbst werde ich auf keinen Fall fragen, in welchem Zimmer er liegt. Dann rufe ich lieber Asher an und sage ihm, dass er ihn nicht vorwarnen soll. Aber zu meiner Erleichterung wendet die Dame sich ab und ihrem Computer zu.

»Zimmer 414«, sagt sie desinteressiert. »Die Aufzüge finden Sie rechts, Miss.«

»Danke«, antworte ich und drehe mich schnell zu diesen herum, bevor sie merkt, dass ich nicht seine Freundin bin und um welch prominenten Patienten es sich handelt.

Die Türen des Aufzugs öffnen sich mit einem ›Pling‹ und ich steige ein. Mit jedem Stockwerk, das er zurücklegt, steigt mein Puls. Bisher habe ich die Möglichkeit, dass David mich nicht sehen möchte, nicht in Betracht gezogen. Auch nicht, dass er vielleicht gar kein Interesse mehr an mir hat. Seine Nachrichten und Anrufe haben nämlich urplötzlich aufgehört, nachdem ich ihn zwei Wochen ignoriert habe.

In der vierten Etage steige ich aus dem Lift und betrete die Station für Neurologie. Zunächst frage ich mich, was er in der Neurologie möchte, aber dann fällt mir die Gehirnerschütterung ein und der Umstand, dass diese deutlich gefährlicher ist als seine Rippenverletzung. Ein Geruch aus Desinfektionsmittel und stehender Luft steigt mir in die Nase und ich verziehe angewidert das Gesicht. Tür für Tür gehe ich ab und bleibe schließlich vor der Nummer vierhundertvierzehn stehen. Mein Puls schießt in die Höhe und mit wackligen Knien klopfe ich an, ehe ich die Türklinke herunterdrücke.

»Ja, bitte«, sagt David mit rauer Stimme.

Ich betrete das Zimmer und stelle fest, dass er allein ist. Es sollte mich bei seinem Status auch nicht wundern. Ihren Superstar bringen sie sicherlich nicht in einem Vier- oder Achtbettzimmer unter.

»Hi«, sage ich mit brüchiger Stimme. »Störe ich?«

David sieht von seinem Handy auf und mich mit großen Augen an.

»Karlie«, stößt er überrascht aus. »Nein, überhaupt nicht. Komm rein.«

Leise schließe ich die Tür hinter mir und gehe auf sein Bett zu. Er trägt eine kurze Sporthose und sitzt auf der Bettdecke, das Kopfteil ist in eine aufrechte Position gefahren und sein Oberkörper schimmert auf der linken Seite in den grellsten Farben.

»Das sieht übel aus«, stelle ich fest, während ich mich ihm weiter nähere.

»Halb so wild«, meint er und schenkt mir ein gequältes Lächeln.

»Das sagst du immer«, erwidere ich und stütze meine Hände auf dem Fußende des Bettes ab.

»Weil es so ist.« David zuckt mit den Schultern. »Ich hätte das Spiel zu Ende bringen müssen.«

Ich verdrehe die Augen und mache ihm damit deutlich, was ich von seiner Aussage halte.

Nämlich gar nichts.

»Du hast eine angebrochene Rippe und eine Gehirnerschütterung.«

»Leichte Gehirnerschütterung«, korrigiert er mich, aber presst die Lippen zusammen, als er meinen Blick sieht. »Sorry.«

»Wie lange fällst du aus?«, frage ich nun und mustere noch einmal die grünen, blauen und mittlerweile auch lila Flecken auf seinem wunderschönen Oberkörper.

»Januar«, murrt er.

»Shit«, bricht es aus mir heraus. »Das tut mir leid.«

»Passt schon«, murmelt er und zupft an seiner Sporthose. »Was machst du hier? Woher weißt du, dass ich hier bin.«

Da ist sie, die Frage, der ich aus dem Weg gehen wollte, aber wohl nicht aus dem Weg gehen kann. Selbstverständlich will er das wissen, nachdem ich ihn wochenlang ignoriert habe.

»Ich … äh … also ich wollte nach dir sehen«, stammle ich und er zieht die Augenbrauen in die Höhe. »Ich habe mir Sorgen gemacht, als ich den Hit gestern gesehen habe und die ersten Infos durchgesickert sind.«

Ich beiße mir auf die Lippe und schaue ihn unsicher an. Dass ich ihn liebe, macht die Situation nicht einfacher. Auch nicht das, was in New York mit dieser Frau war. Ganz im Gegenteil, denn genau deswegen sollte ich nicht an seinem Krankenbett stehen. Scheinbar hat mein dummes Herz noch nicht genug gelitten und meine Liebe zu ihm, ist größer als ich bisher dachte.

»Und woher weißt du, dass ich hier bin?«, bohrt er weiter.

»Ruby«, antworte ich und denke, dass das als Erklärung reicht.

»Okay«, entgegnet David einsilbig. »Wie gesagt, ich bin bald wieder auf dem Feld. Keine Sorge. Meinem Kopf geht es auch schon viel besser.«

»Du sollst das nicht auf die leichte Schulter nehmen«, rüge ich seine Leichtfertigkeit, mit der Situation umzugehen und stoße mich von dem Fußteil des Bettes ab, um mich an seine Seite zu stellen. »Bitte David.«

Seine grünen Augen mustern mich und mein Puls beschleunigt sich erneut. Fuck, fuck, fuck. Das ist alles gar nicht gut.

»Natürlich nicht«, räumt er ein und greift nach meiner Hand. Im ersten Moment zucke ich zusammen, doch entziehe sie ihm nicht. »Tut mir leid.«

»Du musst dich für eine Verletzung nicht bei mir entschuldigen«, stelle ich klar. »Es gehört zu deinem Job, aber bitte geh sorgfältiger damit um.«

Die sanften Kreise, die er mit seinem Daumen auf meinen Handrücken malt, machen mich zusätzlich nervös. Mein gesamter Körper steht unter Strom und ein weiterer Blick in seine grünen Augen und ich bin verloren.

»Karlie ich …«

Ein Klopfen lässt ihn innehalten und die Tür öffnet sich. Eine Krankenschwester samt einer Schar Ärzte kommen herein. Ich will mich zurückziehen, um ihnen direkten Zugang zum Bett gewähren, aber David lässt mich nicht los.

»Guten Morgen, Mr. Beckett«, begrüßt der ältere Mann im weißen Kittel uns. »Ich bin Dr. Rodgers. Wie fühlen Sie sich heute?«

»Gut«, antwortet David. »Kann ich gehen?«

»Lass den Arzt erst mal ausreden und dann kannst du immer noch fragen, ob du gehen darfst«, rüge ich ihn. Das ist so typisch, dass er nicht richtig zuhört und nur nach Hause will. Verstehen kann ich es, keine Frage, aber es trägt nicht zu seiner Genesung bei.

»Hören Sie auf Ihre Frau«, meint der Arzt und zwinkert mir zu. Meine Wangen färben sich automatisch rot und ich will ihm widersprechen, dass ich nicht seine Frau bin. Doch er spricht bereits weiter. »Das CT weist keine Auffälligkeiten auf. Sie sollten die nächsten Tage versuchen, ruckartige Bewegungen mit dem Kopf zu vermeiden, aber sonst ist alles in Ordnung.«

Erleichtert stoße ich die Luft aus. Gott sei Dank hat sein Helm das meiste abgefedert.

»Und die Rippe?«, will David wissen. »Wie lange muss ich pausieren?«

»Mindestens vier Wochen«, sagt Dr. Roberts und ich sehe David an, wie er innerlich in sich zusammenfällt. »Dann können Sie wieder ins Training einsteigen. Ich weiß, wie schlimm das für Sie ist, Mr. Beckett. Wirklich, aber aus medizinischer Sicht und sicher auch mit klugem Menschenverstand, muss ich Ihnen sagen, dass Sie das auskurieren müssen.«

»Das werden wir«, schalte ich mich ein.

David zieht überrascht die Augenbrauen hoch, was ich verstehen kann. Immerhin gibt es aktuell kein Wir und ich war bis jetzt auch nicht scharf darauf, dass es in Zukunft wieder ein Wir geben wird.

»Wie ich sehe, sind Sie in besten Händen«, meint Dr. Roberts erfreut. »Wir bringen Ihnen gleich die Entlassungspapiere. Ich wünsche Ihnen alles Gute, Mr. Beckett.«

»Danke«, sagt David und schüttelt seine Hand.

Ich tue es ihm gleich und wir verabschieden uns von dem Ärzteteam. Nur die Krankenschwester bleibt zurück.

»Ich nehme an, dass Sie ihn abholen wollten, Miss?«, will sie an mich gewandt wissen und bezeichnet mich nicht als ›Mrs. Beckett‹. »Dann gebe ich Ihnen die Schmerzmittel mit, die Mr. Beckett die nächsten Tage einnehmen muss. Kommen Sie.«

Unsicher was ich hier gerade im Begriff bin zutun, folge ich ihr aus dem Krankenzimmer.

*

Eine Stunde später parke ich meinen neuen Wagen in meiner Einfahrt und schalte den Motor ab. David wirft mir einen skeptischen Blick zu.

»Du wirst die nächsten Tage erst mal hier bei mir bleiben.«

»Ich kann für mich selbst sorgen«, meint er und kaum, dass er sich bewegen muss, verzieht er auch schon den Mund. Natürlich kann er für sich selbst sorgen, dass ich nicht lache. Er kann sich nicht mal richtig drehen, geschweige denn schwere Sachen heben oder sich an– und ausziehen. Er ist auf Hilfe angewiesen und die wird er auch bekommen.

»Asher wird dir später eine Tasche mit Sachen vorbeibringen«, kläre ich ihn weiter auf, dass er aus der Nummer vorerst nicht rauskommt.

»Hast du mit ihm gesprochen?«, will er nun angepisst wissen.

»Ja klar«, antworte ich selbstverständlich. »David, hör mal. Du bist verletzt und du kannst die kommenden Tage nicht allein bleiben. Du kannst nicht mal deine Arme richtig heben, um ein Shirt anzuziehen.«

»Als würde dich der Anblick stören«, entgegnet er bissig.

Ich verdrehe die Augen und stoße die Fahrertür auf. Anschließend steigen wir aus dem Wagen. Ich hole seine Tasche, die er mit im Krankenhaus hatte, aus dem Kofferraum und gemeinsam gehen wir ins Haus. Er kickt seine Sneakers von den Füßen und lässt sie ungerührt dessen, dass es ein Regal für Schuhe gibt, neben diesem auf dem Boden liegen.

»Aufräumen kannst du aber!«, rufe ich ihm nach.

Genervt packe ich die Sneakers ins Regal, stelle meine daneben und folge ihm ins Wohnzimmer.

Mit vor Schmerzen verzogenem Gesicht setzt er sich auf die Couch.

»Möchtest du etwas trinken?«, frage ich.

»Du musst nicht meine Krankenschwester spielen«, meint er. »Außerdem musst du doch sicher arbeiten, oder? Deine Firma braucht dich.«

Den Seitenhieb auf unseren Streit vor seiner Abreise nach New York ignoriere ich. David will mich loswerden. Möglicherweise kann ich es ihm nicht mal verübeln. Doch da ist etwas in mir, das sich um ihn sorgt und ihn in diesem Zustand nicht in fremde Hände geben mag. Verrückt, das weiß ich.

»Ich arbeite von zu Hause und für drei Stunden kann ich dich allein lassen. Also was möchtest du trinken?«

»Wasser, bitte«, sagt er. »Stört es dich, wenn ich duschen gehe?«

»Nein«, antworte ich.

»Super.« Er schießt euphorisch von der Couch hoch, doch das bereut er schnell. Schmerzverzerrt greift er sich an die linke Flanke. »Fuck.«

»Brauchst du noch Hilfe?«, biete ich ihm an und deute mit dem Zeigefinger auf sein Shirt.

»Beim Ausziehen.«

Davids Blick trifft meinen und seine Augen blitzen verschwörerisch auf. So sollte es nicht rüberkommen, aber natürlich driften seine Gedanken sofort in eine anrüchige Richtung ab.

»Das schaffe ich schon«, lehnt er dennoch ab. »Und wenn, rufe ich.«

»Okay«, antworte ich. »Handtücher sind im Regal. Nimm dir, was du brauchst.«

Er nickt mir zu, holt seine Tasche im Flur und geht ins Bad.

Als er die Tür hinter sich geschlossen hat, gehe ich in die Küche und reiße eine Flasche eiskaltes Wasser aus dem Kühlschrank. So schnell ich kann, stürze ich es herunter und frage mich augenblicklich, wie ich die nächsten Tage überstehen soll.

Ich kann ihm nicht neutral gegenübertreten.

Wir können nicht miteinander umgehen, als wäre nichts gewesen.

Ich war mir sicher, dass es zwischen uns vorbei ist. Jetzt, wo ich ihn wieder um mich habe und die nächsten Tage wohl auch weiterhin haben werde, bin ich mir da nicht mehr sicher.

Als das Wasser im Bad eingeschaltet wird, entspanne ich mich allmählich und räume ein wenig in der Küche auf, stelle alles für das Abendessen raus und gehe dann nach oben, um David das Bett in meinem neuen Gästezimmer zu beziehen. Bisher hatte ich es immer als Abstellkammer genutzt, aber nachdem ich mich in den letzten Wochen ausgerechnet von dem Mann ablenken musste, der nun darin nächtigen wird, ist es endlich fertig. Das Bett beziehe ich in einer einfachen grauen Bettwäsche und öffne die Fenster, um für ihn zu lüften. Mir ist klar, dass er ohne mein neues Gästezimmer nicht hätte bei mir unterkommen können. Denn mit einer angebrochenen Rippe kann er auf keinen Fall auf der Couch schlafen.

Zurück im Untergeschoss ist das Wasser abgeschaltet und erneut erfasst mich eine gewisse Nervosität.

»Das hat gutgetan«, höre ich ihn von Weitem sagen und das Patschen seiner nackten Füße auf dem Laminat lässt mich wissen, dass er näherkommt. »Die Dusche im Krankenhaus war damit nicht zu vergleichen. Was machst du?«

Ich fahre herum und mir rutscht das Herz in die Hose, als ich ihn sehe.

Lediglich ein graues Handtuch schützt den wichtigsten Teil seines Körpers vor meinen Blicken. Sein Oberkörper ist nackt und leuchtet immer noch in den hellsten Farben, die Hämatome hervorbringen können. Trotzdem sticht sein Sixpack hervor, und es ist wahnsinnig heiß, wie er sich mit dem kleineren Handtuch die Haare abtrocknet.

»Ich … äh … also«, stottere ich.

»Ja?«, will er mit hochgezogenen Augenbrauen wissen und kommt näher.

»Ich bereite das Abendessen vor.«

»Nachmittags um halb vier?« Skeptisch beäugt er mich.

»Wenn du etwas dagegen hast, bekommst du eben nichts zu essen«, schnappe ich.

David hebt lachend die Arme und dreht sich wieder herum, um mir auch noch seine scharfe Kehrseite zu präsentieren.

»Ich habe nichts gesagt«, ruft er zurück. »Bis gleich.«

Die nächsten Tage überlebe ich nicht, wenn er sich keinen dicken Norwegerpullover und lange ausgetragene Hosen anzieht. Dazu vielleicht noch einen Kartoffelsack über sein hübsches Gesicht.

Ja, so könnte es klappen.

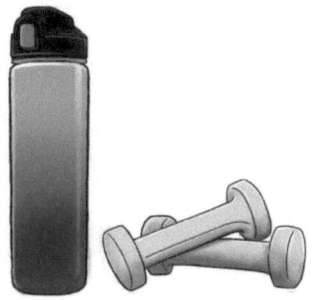

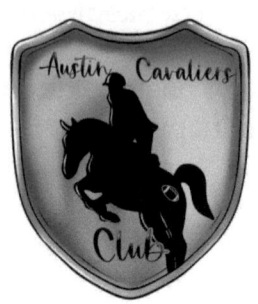

23. Kapitel

Becks

Ein paar Tage später

Karlie kümmert sich wirklich ausgesprochen gut um mich. Nur meine Libido könnte noch ein bisschen mehr Aufmerksamkeit von der Frau meiner Träume erhalten. So ist es auch nicht verwunderlich, dass ich den nächsten Tag in Folge unter der Dusche stehe und mir einen runterhole, weil ich mit den Gedanken nur bei ihr bin.

Meine Gehirnerschütterung ist vollkommen abgeklungen und meine Rippe verheilt ebenfalls. Natürlich sind in wenigen Tagen keine Wunder zu vollbringen und ich bin weiterhin auf Schmerzmittel eingestellt, aber alles läuft wie von Kyle gewünscht. Gestern war ich das erste Mal seit Sonntag wieder in der Facility und habe meine Kollegen besucht sowie das Training als Zuschauer verfolgt. Wenn ich mir das so anschaue, was die Jungs auf dem Feld fabrizieren, verstehe ich, dass Coach Sanders immer mehr graue Haare bekommt. Wir spielen teilweise einen Stuss zusammen, das ist nicht das Niveau der Profiliga. Vor allem Lucas spielt untragbar. Maddox klagt mir täglich sein Leid, dass der Kerl zu dumm ist, einen Snap zu fangen, geschweige denn einen Pass auf die Receiver anzubringen. Liam ist wieder ins Mannschaftstraining eingestiegen, was die Stimmung nach meinem Ausfall ein wenig hochhält. Doch wenn der Back-up Quarterback nicht funktioniert, ist auch der beste Running Back der Liga machtlos. Schnell vertreibe ich meine Gedanken daran, in welche Situation ich meine Mannschaft gebracht habe, und konzentriere mich auf mein anderes gegenwärtiges Problem: Karlie.

Die Hand auf meiner Härte bewegt sich unentwegt auf und ab. Er wird größer und größer und ich stelle mir vor, dass es nicht meine Hand ist, die die Arbeit macht, sondern Karlies. In meinen Gedanken kommt sie zu mir in die Dusche. Karlie tritt hinter mich und ihre zarten Hände streicheln meinen Rücken. Wortlos schiebt sie diese nach vorn und gleitet über meinen Bauch.

»Lass mich das machen«, würde sie mir zuflüstern. Dann umfasst ihre Hand meine Härte. Ich keuche auf bei dem Gedanken, wie sie ihn anfasst. Mein Griff wird härter und ich reibe schneller, so wie ich es mag und so wie nur Karlie es kann. Nie werde ich es vergessen, wie sie mir das erste Mal einen runtergeholt hat. Es war in der Küche unserer Wohnung. Sie war so schüchtern und ängstlich. Doch was sie dann gemacht hat, war wow. Karlie ist ein Naturtalent und ihre Hände um meinen Schwanz sind der Wahnsinn. Meine schmutzigen Fantasien über meine Ex-Freundin sind noch lange nicht am Ende. Weiter geht es damit, dass ich mich umdrehe und Karlies nackten Körper begutachten würde. Ihre kleinen festen Brüste, über deren Nippel die Wassertropfen perlen und weiter über ihren flachen Bauch bis hin zum Zentrum ihrer Lust.

Ich reibe schneller über meinen Schwanz, denn in meiner Fantasie geht Karlie jetzt auf die Knie und nimmt ihn in den Mund. Erst spielt sie mit meiner Eichel, was mich so verflucht hart macht, dass meine Härte danach kaum in ihren süßen Mund passt.

»Fuck«, keuche ich laut und das Sperma spritzt gegen die schwarzen Fliesen in der Dusche. Zähflüssig sickert es an der Wand herunter und wird mit dem laufenden Wasser im Abfluss runtergespült.

»Scheiße«, murmle ich. »So kann es nicht weitergehen.«

Schnell brause ich mich ab und steige aus der Dusche. Mit einem Handtuch um die Hüften gehe ich in Karlies Gästezimmer, das aktuell mein Zimmer ist und ziehe mich an. Als ich meine Boxershorts und Trainingshose anhabe, greife ich nach meinem T-Shirt. Oberteile sind momentan mein Endgegner, denn ich habe immer noch Schmerzen, wenn ich die Arme heben muss.

»Brauchst du Hilfe?« Ich drehe mich zu der Stimme herum und Karlie steht lächelnd im Türrahmen.

»Du bist schon wieder zurück«, sage ich und hoffe, dass sie meine kleine Show in der Dusche nicht mitbekommen hat.

Kaum, dass ich wieder daran denke, regt es sich in meiner Hose. Ich darf jetzt unter keinen Umständen einen Ständer bekommen, das wäre nicht nur superpeinlich, sondern sendet Karlie auch Signale, die ich nicht senden will. Ja, ich stehe auf sie und ja, ich kann mich nur noch schwer beherrschen, wenn ich sie tagtäglich sehe und nicht berühren darf. Aber trotzdem soll sie nicht glauben, dass ich sie nur ficken will. Dem ist nicht so. Nach wie vor hoffe ich, dass sie mir noch eine Chance gibt und mir meinen Fehltritt in New York verzeiht.

»Den Rest arbeite ich von zu Hause.« Sie zuckt mit den Schultern. »Ich habe nächste Woche die ersten Bewerbungsgespräche für den Posten als CEO bei KaBloom Fitness.«

Überrascht schaue ich sie an, weil ich mit diesem Meinungsumschwung nicht gerechnet habe. Immerhin war das der Hauptstreitpunkt vor New York, dass sie keine Verantwortung für ihre Firma abgeben kann.

»Wie kommt's?«, frage ich.

Karlie nimmt mir kommentarlos das T-Shirt ab. Da wir darin mittlerweile ein eingespieltes Team sind, setze ich mich auf die Bettkante und hebe vorsichtig die Arme. Es zieht in meiner Rippengegend, aber es ist deutlich angenehmer, als müsste ich es allein machen.

»Bold und Ruby haben mir auch noch mal ins Gewissen geredet«, erzählt sie mir und streift dabei das T-Shirt über. Ihre kalten Hände berühren meine Brust und eine Gänsehaut breitet sich auf meinem Körper aus. Ich sehe zu ihr auf und presse die Lippen zusammen, um sie nicht rittlings auf meinen Schoß zu ziehen und um den Verstand zu küssen. »Sie meinten auch, dass ich loslassen muss und endlich einsehen, dass meine Firma zu groß ist, um alles allein zu machen.«

»Wie gut, dass du zumindest auf die beiden hörst«, entgegne ich und zwinkere ihr zu.

»Ich höre auch auf dich.«

»Indem du mich beleidigst?«, entgegne ich angesäuert.

»So ist es nicht«, sagt Karlie und distanziert sich von mir. »Eigentlich wollte ich mich sogar bei dir entschuldigen für das, was ich gesagt habe … vor New York.«

Unsere Blicke verhaken sich ineinander und sofort ist da diese unausgesprochene Anspannung zwischen uns, die keiner von uns beiden so richtig greifen kann. Wir müssen dieses Gespräch führen, das wissen wir beide. Wir wissen aber auch, dass es ein Thema mit sich bringt, über das wir lieber schweigen. Auch wenn die Frau mich geküsst hat, bin ich der Schuldige für Karlie. Es war ein riesiger Fehler und ich würde alles tun, um es ungeschehen zu machen. Dieser Flirt, dieser Kuss mit dieser Frau, war einfach nur dämlich. Es ist geschehen und somit haben wir keine andere Möglichkeit, als darüber zu reden und es vielleicht aus der Welt zu schaffen, um noch eine Chance zu haben.

»Wofür?«, frage ich.

»Für meinen Spruch, dass du dich nicht in mich hineinversetzen kannst, weil du deine Firma nicht in allen Bereichen leitest, sondern ihr nur deinen Namen leihst.«

»Okay«, sage ich. »Danke.«

»Gut.« Karlie nickt mir zu und faltet die Finger nervös ineinander. »Ich bin in meinem Büro, wenn du mich suchst.«

»Du hast kein Büro«, stelle ich amüsiert fest.

Sie kichert und nickt. Verlässt dann aber kommentarlos das Zimmer. Frustriert, dass wir einfach nicht von der Stelle kommen, vergrabe ich mein Gesicht in meinen Handflächen. So kann es nicht weitergehen und das nicht nur, weil ich seit Tagen mit einer Dauerlatte rumlaufe. Noch dazu habe ich kaum Ablenkung, weil ich keinen Sport machen kann. Das TV-Angebot kenne ich bisweilen auch auswendig. Genervt von mir und der Situation stehe ich auf und verlasse das Zimmer, um nach unten in die Küche zu gehen und mir etwas zu trinken zu nehmen. Da Karlie wirklich kein Büro hat, sitzt sie am Esstisch. Neben ihr liegt ein Stapel Papiere.

»Was machst du?«, frage ich interessiert und setze mich zu ihr. Das Wasser, das ich mir zuvor geholt habe, stelle ich vor mir auf der Tischplatte ab.

»Arbeiten.«

»Und was?«, hake ich nach.

»Firmengeheimnis.«

»Ach ja«, erwidere ich. »Da ich theoretisch dein Kooperationspartner bin … könntest du es mir anvertrauen.«

»Du bist maximal das Gesicht meines Kooperationspartners«, entgegnet Karlie amüsiert.

»Da ist das Wort >Kooperation< dennoch drin«, meine ich und sie lacht.

»Ich verschicke Absagen an die Bewerber für den CEO-Posten, die wir aussortiert haben«, erzählt sie mir nun doch.

»Hast du dafür kein Personal?«, will ich wissen und ziehe die Augenbrauen hoch.

»Jenny hat Urlaub«, ist Karlies schlichte Antwort.

»Kann es sein, dass du ein generelles Personalproblem hast?«

Genervt sieht sie mich an und klappt den Laptop zu.

»Fühlst du dich besser, wenn ich Ja sage«, zickt sie mich an. »Gut, fein. Ich habe ein Mitarbeiterproblem. Aber ich bin gerade dabei, es zu lösen.«

»Nein, ich fühle mich nicht besser«, antworte ich. »Wie kommst du darauf? Ruby, dein Bruder und ich sagen das nicht, um dich zu ärgern. Wir wollen alle nur dein bestes und manchmal sieht ein Außenstehender besser, was schiefläuft als man selbst. Nimm meine Verletzung. Du hast sofort gesagt, dass ich eine Auszeit brauche und ich will wieder aufs Feld. Es ist das gleiche mit deiner Firma. Wir sind beide scheiße stur, wenn es um unseren Traum geht. Umso besser ist es, dass wir Leute um uns herum haben, die uns da manchmal bremsen.«

Karlie antwortet mir nicht, sondern beißt sich auf die Lippe.

»Wir wollen dich alle unterstützen, aber du musst auch Kritik annehmen können«, rede ich weiter. »Glaub mir, wenn sich damit jemand auskennt, dann ich. Profisportler sind verdammt viel Kritik ausgesetzt. Vor allem von Menschen, die keine Ahnung haben.«

»Wir eröffnen eine neue Zweigstelle in Los Angeles«, berichtet sie mir und ich sehe ihr deutlich an, wie sehr sie das freut und auch, wie stolz sie ist. Das kann sie auch sein, denn es ist beachtlich, was sie sich in den letzten Jahren aufgebaut hat. Da gestehe ich ihr auch neidlos zu, dass sie mehr leistet als ich.

»Das ist großartig«, sage ich. »Glückwunsch.«

»Danke.« Karlie lächelt und klappt ihren Laptop wieder auf. »Das bedeutet aber auch mehr Personal und mehr Arbeit bis zur Eröffnung. Alle Stellen, die für den Bürobereich sind, übernimmt Bold. Doch ich muss mich um einen weiteren CEO für den Standort in Los Angeles kümmern und auch Fitnesspersonal einstellen. Außerdem brauchen wir eine Marketingabteilung. Das kann ich nicht mehr alles zentral aus Austin steuern.«

»Ich könnte dir helfen«, biete ich an und umrunde den Esstisch, um mich neben sie zu setzen.

»Wobei willst du mir helfen?«, fragt Karlie und zieht die Augenbrauen zusammen.

»Bei allem«, antworte ich großspurig. »Mir ist schrecklich langweilig. Ich könnte Mails tippen und Dokumente sortieren.« Dabei deute ich auf den Stapel Papiere, der neben uns liegt. »Außerdem kann ich dir helfen Stellenausschreibungen zu formulieren.«

»Hast du das schon mal gemacht?«, will sie skeptisch wissen und ich lache.

»Natürlich nicht«, entgegne ich. »Ich bin Footballspieler und werde in meinem ganzen Leben keinen richtigen Job haben.«

Zunächst lacht Karlie, doch dann wird sie ernst.

»Es tut mir wirklich leid, was ich neulich gesagt habe«, beteuert sie. »Ja, du hast damit nichts am Hut, aber dafür musst du auf andere Dinge verzichten.«

»Es ist okay«, sage ich und drücke ihre Hand. »Wirklich Karlie. Ich nehme es dir nicht mehr übel.«

»Aber du hast es mir übelgenommen«, entgegnet sie und beißt sich auf die Lippen. »In New York, als du diese Frau geküsst hast.«

»Als sie mich geküsst hat«, stelle ich klar. »Wie oft denn noch?«

Ich atme tief durch, um sie nicht anzuschreien. Langsam, aber sicher habe ich oft genug betont, dass sie mich geküsst hat und nicht umgekehrt.

Als ich Karlie wieder ansehe, ist ihr Blick leer und ihre schönen grünen Augen füllen sich mit Tränen.

»Tut mir leid«, platzt es im nächsten Moment aus ihr heraus und sie wischt sich beinahe aggressiv übers Gesicht. »Wollen wir dann anfangen mit den Stellenausschreibungen?«

Unwirsch greift sie nach einigen Blättern, die ich ihr sogleich abnehme. Wir reden jetzt und tun nicht wieder so, als wäre alles in Ordnung.

»Nein«, sage ich klar und deutlich. »Wir reden jetzt darüber.«

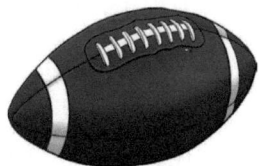

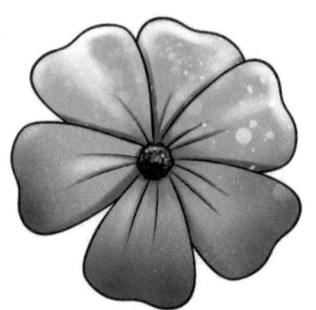

24. Kapitel

Karlie

Dass David darüber reden will, wundert mich doch ein wenig. Bisher hatte ich vielmehr das Gefühl, dass er alles unter den Tisch fallen lassen möchte und wartet, bis ich das Thema anspreche. Was ich nun auch getan habe, aber genauso habe ich ihm die Chance gegeben, es nicht weiter aufzugreifen. Dabei ist es omnipräsent zwischen uns. Seit Tagen schwebt das Thema wie eine dunkle Wolke über uns, die jederzeit bereit ist, sich in einem furchtbaren Regenschauer über uns zu ergießen. Scheinbar ist der Zeitpunkt jetzt gekommen. Weit und breit kein rettender Schirm in Sicht, unter dem ich mich verstecken kann, bis es vorbei ist. Das ist feige, weil ich nicht mal die bin, die sich verstecken muss. Den Fehler hat klar David begangen und David ist auch derjenige, der sich entschuldigen muss. Die Frage ist aber auch, ob man sich bei einem solch sensiblen Thema überhaupt entschuldigen kann oder ob man einfach entscheiden muss, ob man weitermachen kann. Natürlich auch wie sehr die Sache unsere weitere Beziehung beeinflusst.

»Karlie.« Davids Stimme ist ruhig, als er mich anspricht. »Bitte lass uns endlich darüber reden.«

»Und dann?«, frage ich. »Ist alles wieder im Lot und wir machen weiter wie vorher?«

»Ich weiß es nicht«, entgegnet er und fährt sich durch die Haare. »Das ist deine Entscheidung. Ich meine, ob wir noch mal zueinanderfinden, und das weißt du auch. Mehr als mich zu entschuldigen und dir zu sagen, dass es nie wieder vorkommt, kann ich nicht tun.«

»Nein David«, unterbreche ich ihn. »Es hätte nicht ein einziges Mal vorkommen dürfen. Du hast mich betrogen!«

Meine Stimme bebt und ich schluchze ungewollt auf, weil es so verdammt wehtut, dass er mich auf diese Art und Weise hintergangen hat.

»Sag mir, wie ich dir noch vertrauen soll«, werfe ich ein. »Wie stellst du dir das vor? Jedes Mal, wenn du zu einem Spiel gehst oder dich mit deinen Freunden triffst, habe ich Angst, dass es wieder passiert. Vor allem, wenn wir gestritten haben. Wir wissen beide, dass wir wieder streiten werden. Dieser Kuss stellt mein komplettes Vertrauen in dich in Frage.«

Er schluckt hart, das sehe ich daran, wie sein Adamsapfel zuckt. Doch es ist die Wahrheit. Dass er mich betrogen hat, wiegt schwer für mich.

»Darf ich dir erklären, wie es in diesem Club ablief?«, fragt er. »Zwischen der Frau und mir.«

»Und was soll das bringen?«

»Karlie.« Er seufzt. »Das hat doch alles keinen Sinn, wenn du mich eigentlich gar nicht anhören möchtest. Ich habe Verständnis dafür, dass du sauer und enttäuscht bist, aber wenn du mir nicht die Chance gibst, mich zu erklären, werden wir immer wieder an diesem Punkt ankommen.«

Als ich ihm in die Augen sehe, ist da nicht nur Schmerz, sondern auch eine Verzweiflung, die ich so nicht von ihm kenne.

»Okay«, flüstere ich. »Erklär es mir.«

David atmet tief durch und schließt die Augen.

»Deine Aussage, dass ich nichts zur Erschaffung meiner Marke beitrage, außer meinen Namen zu geben, der deiner Meinung nach nicht mal mein Name ist, hat mich getroffen. Du kannst dir das nicht wirklich vorstellen, das weiß ich, aber das ist mein Leben. Football ist mein Leben und alles, was ich habe. Sicher, ich habe Millionen verdient, aber nachdem … nachdem wir uns damals getrennt haben, war es mein Lebensinhalt, um dich zu vergessen. Ich wollte immer nur Football spielen und habe mich dafür abgerackert, ein ganz großer Quarterback zu werden. Das wollte ich nicht nur mir beweisen, sondern auch dir.«

»Wieso mir?«, frage ich leise. »David du musstest mir nichts beweisen.«

»Ich wollte dir beweisen, dass ich Becks bin und als Becks alles erreichen kann«, meint er. »Becks ist eine Kunstfigur geworden und konnte den Liebeskummer, den David hatte, wunderbar ausblenden.«

»Allerdings«, stimme ich ihm grollend zu. »Und wie albern das ist. Mir war es nie wichtig, ob du Becks bist oder wie auch immer du dich gern genannt hast. Selbst wenn du den Draft nicht geschafft hättest, was ich mir wirklich manchmal gewünscht habe, wäre ich bei dir geblieben. Ich habe dich geliebt ... ich liebe dich. Und du ... du trittst immer alles mit Füßen für dein scheiß Ego!«

Okay ... wow ... jetzt bin ich doch ein bisschen ausgeflippt.

»Du liebst mich?«, echot er ungläubig.

»David!«, fauche ich. »Das tut doch gerade gar nichts zur Sache.«

»Doch das tut es«, entgegnet er. »Du warst so viele Jahre an meiner Seite und plötzlich warst du von einem auf den anderen Tag verschwunden. Mir fehlte etwas im Leben. Für Football und dich, dafür habe ich gelebt. Irgendwann hatte ich nur noch den Football und ich habe alles dafür gegeben. Nicht nur beim Spielen, sondern auch, um mir neben dem

Sport etwas aufzubauen. Becks als Marke bedeutet mir genauso viel wie dir *KaBloom Fitness*. Dass du mich so runtergemacht hast, hat mich getroffen, Karlie.«

»Das wollte ich nicht«, entgegne ich ehrlich. »Wirklich nicht, aber für mich war unverständlich, dass du überhaupt nicht verstanden hast, dass ich nicht einfach ein Wochenende frei machen kann.«

»Und ich war sauer, dass du deine Firma über mich stellst.«

»Du stellst den Football auch über mich«, sage ich. »Hast du immer getan, wirst du immer tun.«

»Herrgott«, knurrt er und springt auf. »Wohin soll diese Unterhaltung führen? Zu noch mehr Vorwürfen und noch mehr Streit?«

»Nein«, sage ich. »Erzählst du mir bitte, wie es zu der Situation in New York kam?«

David nickt, aber setzt sich nicht wieder neben mich. Stattdessen stemmt er die Hände in die Hüften und leckt sich nervös über die Lippen.

»Wir hatten gewonnen, alles war super und trotzdem fühlte ich mich scheiße. Scheiße, weil du nicht bei mir warst, weil du lieber arbeiten wolltest. Ja, ich weiß, dass das nicht richtig und absolut egoistisch von mir war, aber so fühlte ich mich nun mal. Dann waren wir in diesem Club und die Frau hat mich angesprochen. Sie flirtete mit mir und … schließlich kam sie mir näher.«

Ich atme tief durch und schlucke den Kloß in meinem Hals hinunter. Scheiße, das war doch keine gute Idee, mir alles noch mal anzuhören. Das Kopfkino läuft auf Hochtouren und automatisch stelle ich mir vor, dass er das jedes Mal getan hat, wenn er allein weg war. Dabei ist das Blödsinn. David roch in all den Jahren nicht einmal intensiv nach fremden Frauenparfum oder hatte Lippenstiftreste an sich.

»Sie machte mir Komplimente, sagte mir, dass ich der Größte sei … das Übliche«, meint er und zuckt mit den Schultern. »Plötzlich war sie mir ganz nah. Ich … ich weiß nicht, wie das passieren konnte.«

Ich schon, aber ich vermeide es tunlichst, ihn jetzt zu unterbrechen, das forciert nur wieder neuen Streit. Das will ich nicht.

»Es tut mir so leid, Karlie«, murmelt er. »Sobald mir bewusstwurde, was da abgeht, habe ich sie von mir gestoßen.«

»Da hattest du sie bereits geküsst.«

»Sie hat mich geküsst, Herrgott noch mal«, flucht er laut. »Langsam bin ich es auch satt, es zu wiederholen.«

»Sorry«, entgegne ich ehrlich. »Für mich ist das immer noch so unwirklich. Ich verstehe es nicht. Wir hatten eine Meinungsverschiedenheit, mehr nicht. Du lässt dich derart von einer anderen Frau anmachen, dass es zu einem Kuss kommt. Wird es jetzt immer so laufen, wenn wir Streit haben?«

»Natürlich nicht«, platzt es aus ihm heraus und ich ziehe reflexartig die Augenbrauen hoch. »Ich schwöre es dir, Karlie.«

Schwören kann er wo anders. Bei den Pfadfindern meinetwegen, aber bei mir muss er nicht schwören. Wirklich nicht. Denn egal wie viel er schwört, da ist immer dieses ungute Gefühl und ich weiß nicht, wie ich es wegkriege.

»Ich bin ehrlich zu dir«, sage ich und hole tief Luft. »Jedes Mal, wenn du in Zukunft unterwegs bist, frage ich mich, ob du es nicht noch mal tust. Gerade wenn wir uns zuvor uneinig waren.«

»Das werde ich nicht.« David kniet sich vor mich und nimmt meine Hände in seine. Sofort durchfährt mich ein wohliges Gefühl. »Ich liebe dich.«

Die Schmetterlinge in meinem Bauch sind nicht mehr aufzuhalten und tanzen Samba. Er liebt mich.

»Ich liebe dich auch«, flüstere ich. »Trotzdem ist da dieses Gefühl, dass ich nicht abstellen kann.«

Mir ist wichtig, dass er das weiß. Dass ich nicht mit einem Geständnis alles vergessen kann.

»Ist es stärker als ... deine Liebe zu mir?«, will er wissen und mein Herz rast in meiner Brust. »Kannst du mir irgendwann wieder vollkommen vertrauen?«

»Ich denke schon«, antworte ich ehrlich. »Aber ich brauche noch ein wenig Zeit, David. Das ist alles so unwirklich und tut weh. Es tut einfach weh.«

»Ich weiß.«

»Aber ich kann auch nicht ohne dich«, erwidere ich. »Bitte gib mir Zeit.«

»Natürlich«, meint er und das erste Mal, seit diese Unterhaltung begonnen hat, schleicht sich so etwas wie ein Lächeln auf seine Lippen. »Mehr will ich nicht.«

»Gut«, entgegne ich und lege meine Hand auf seine Wange.

Die Bartstoppeln kitzeln unter meinen Fingern, als ich darüberstreiche. David kommt mir näher und schließt die Augen. Ich tue es ihm gleich und als ich seinen heißen Atem auf meiner Haut spüre, kribbelt mein gesamter Körper. Es ist viel zu lange her, dass ich ihn so nah bei mir gespürt habe.

»Darf ich dich küssen?«, fragt er kurz bevor sein Mund meinen bedeckt.

»Ja«, hauche ich und schon liegen seine Lippen auf meinen.

Sanft, abwartend und voller Hingabe. Ich erwidere den Kuss, lehne mich nach vorn und bin es schließlich, die mit ihrer Zungenspitze seine Lippen teilt. David gewährt mir Einlass und entgegen meiner Erwartung, überlässt er mir die Führung.

Meine Hand in seinen Nacken gelegt, ziehe ich ihn näher an mich heran. Sanft knabbere ich an seiner Unterlippe und beiße ihm anschließend ein wenig fester hinein, was ihn erregt aufstöhnen lässt.

»Fuck Karlie«, keucht er. »Das ist heiß.«

Kichernd ziehe ich ihn noch näher an mich heran, bis er zwischen meinen Beinen hockt.

Unser Kuss dauert noch eine ausgedehnte Ewigkeit, bis wir uns schwer atmend, aber glücklich voneinander lösen.

»Gibst du mir noch eine Chance, dir zu beweisen, dass du die Frau bist, die ich will?«, fragt er.

»Ja«, antworte ich. »Aber bitte gib mir Zeit.«

»Alle Zeit der Welt«, antwortet er und küsst mich ein weiteres Mal.

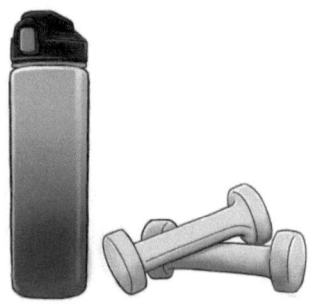

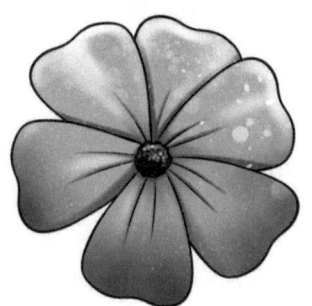

25. Epilog

Karlie

Cavaliers Ranch Field, ein Monat später

Seit Davids Verletzung sind vier Wochen vergangen. Vier Wochen, in denen wir viel Zeit miteinander verbracht haben, um wieder zueinander zu finden. Ich denke, dass uns das gelungen ist. Anfangs fiel es mir schwer, ihm wieder vollkommen zu vertrauen, aber mit jedem Tag wurde mir klar, dass ich ihn mehr liebe, als dass ich ihm misstraue. David ist klug genug zu wissen, dass es beim nächsten Fehler für immer aus ist. Noch eine Chance gebe ich ihm nicht.

Wir sind zu einer Einheit zusammengewachsen.

Ich liebe ihn und er liebt mich.

Nun feuere ich ihn in seinem ersten Spiel nach seiner Verletzung im Stadion an. Auch wenn es keiner für möglich gehalten hätte, haben es die Austin Cavaliers in die Wild Card Runde geschafft und spielen ausgerechnet gegen die New York Settlers um den Einzug in die Divisional Round.

Wie es sich als brave Spielerfrau gehört, trage ich ein Trikot mit Davids Nummer und seinem Namen drauf. Ruby, die neben mir sitzt, trägt ebenfalls ein Trikot, aber ohne Beflockung. Wie gern würde ich sie fragen, ob sie nicht Liams Trikot tragen will, aber ich habe meiner besten Freundin versprochen, dass ich die Sache nicht mehr anspreche. Also halte ich mich auch daran. Wenn Ruby das Bedürfnis hat, darüber zu reden, wird sie das tun.

Das Spiel beginnt und die Cavaliers gehen mit ihrer Offense aufs Feld. Die Fans sind ausgeflippt, als David das Spielfeld betreten hat. Coach Sanders hat es bis zu Spielbeginn geheim gehalten, ob David spielt oder nicht. Er wollte die Fans nicht enttäuschen und David nicht zuvor unter Druck setzen, dass die Fans wissen, dass er zurück ist. Als er dann einlief, war der Jubel umso größer. Die »Becks, Becks, Becks« Sprechchöre im Stadion wollten über Minuten nicht verhallen.

»Down!«, brüllt er und die Mannschaften gehen in Position. »Set«, geht es weiter und ich falte nervös die Hände zusammen. »Hut!«

Maddox bringt den Snap perfekt an und David läuft einige Schritte in der Pocket zurück. Die Jungs blocken ihn unmenschlich frei. David spielt den Pass auf Asher, der mit dem Ei unter dem Arm das neue First Down klar macht.

»Sehr gut!«, rufe ich und klatsche begeistert in die Hände. »Weiter so!«

»Er hört dich nicht«, meint Ruby lachend und auch ihre Mom Annie wirft mir einen grinsenden Blick zu.

»Egal«, sage ich. »Er soll wissen, dass ich ihn anfeuere.«

Ruby und Annie schütteln grinsend den Kopf und ich konzentriere mich wieder vollkommen auf das Spielfeld. Leider läuft der zweite Drive nicht so gut und sie starten bei Zweiter und Acht. Acht Yards bis zum nächsten First Down ist nicht gut, aber die Jungs schaffen das schon.

»Er soll auf Liam spielen«, sagt Ruby.

»Meinst du?«, frage ich und blicke wieder auf das Spielfeld. Tatsächlich gibt David den Ball an Liam ab, der seine Wendigkeit und natürlich auch seine enorme Schnelligkeit als Running Back einzusetzen weiß, und prescht durch die gegnerische Defense nach vorne. Neues First Down!

»Sehr gut!«, brüllt Ruby und klatscht neben mir. »Weiter so!«

Sie spielen auch weiter und schaffen es bis kurz vor die Endzone.

»Glaubst du, sie machen einen Quarterback Sneak?«, fragt Ruby an mich gewandt und ich werfe ihr einen schnellen Blick zu.

»Gute Frage«, entgegne ich. »Sie stehen an der Ein-Yard-Linie. David darüber zu schieben ist am sinnvollsten.«

David gibt das Kommando und Maddox führt den finalen Snap aus. Tatsächlich schieben sie David über die Linie zum Touchdown.

Wir springen auf, fallen uns in die Arme, obwohl es der erste Touchdown eines noch sehr langen Abends ist.

David reißt die Arme in die Luft und formt mit seinen Fingern ein Herz in meine Richtung. Die Fans ergießen sich erneut in »Becks, Becks, Becks« Sprechchören.

»Ich liebe dich«, kann ich von seinen Lippen über die riesigen Videowände lesen und danach mein eigenes Gesicht auf diesen erkennen, sodass ich prompt rot anlaufe und ihm schüchtern winke.

In diesem Spiel an diesem Abend läuft alles für die Cavaliers und noch wichtiger für David.

Côte d'Azur, Frankreich, neun Monate später

»Es ist wunderschön«, sage ich an David gewandt, während wir uns den riesigen Garten von Gastons Anwesen an Frankreichs Südküste ansehen.

»Das ist es«, bemerkt er und greift nach meiner Hand.

Brandon und Gaston werden sich auf dem Weingut von Gastons Familie morgen das Jawort geben. Das haben wir zum Anlass genommen, nicht nur nach Frankreich zu fliegen, sondern eine ausgedehnte Europareise zu unternehmen. Von Austin ging es über Dallas nach London in England. Dort besuchten wir ein Fußballspiel, weil es Davids Wunsch war, mir die beliebteste Sportart in Europa zu zeigen. Ein wenig merkwürdig finde ich es als Amerikanerin schon, dass zweiundzwanzig Männer einem Ball hinterherjagen – zeitgleich!

Von London ging es weiter in seine alte Heimat Dover. Die Stadt ist süß und direkt am Atlantik gelegen. Dann reisten wir über Ibiza nach Zürich in der Schweiz, bis wir schließlich mit einem Umweg über München nach Nizza kamen.

Ich muss gestehen, dass ich mein Herz an die französische Riviera verloren habe. Es ist ein wunderschöner Flecken Erde und die Immobilienpreise sagen mir auch zu. David war zwar nicht so begeistert von meiner Idee, ein Haus an der Côte d'Azur zu kaufen, aber mir war es egal.

Der Garten von Gastons Anwesen bietet einen beeindruckenden Blick auf das Mittelmeer. In Seattle hatte ich in meiner Kindheit und Jugend immer den Pazifik vor der Tür, was ich in den ersten Jahren in Austin sehr vermisst habe.

David tritt hinter mich und ich spüre sofort seine Wärme, die mich umgibt. Er legt seine Hände auf meine Hüften und lässt die Finger über den Ansatz meines Bauchs wandern. Während wir es am College geschafft haben, über Jahre nur mit der Antibabypille zu verhüten, gelang es uns im Erwachsenenalter nicht mal ein paar Monate. Vor einigen Wochen fand ich heraus, dass ich schwanger bin und wir Ende des Jahres unser erstes Kind erwarten. Laut Davids Prognose wird es ein Junge, aber da bin ich mir noch nicht so sicher.

Mir war über Wochen hinweg schlecht und meine Periode blieb aus. Das schob ich aber auf den Stress in der Firma. *KaBloom Fitness* ist so erfolgreich wie noch nie. Was auch bedeutet, dass ich so viel arbeite wie noch nie. Neben den Büros in Seattle und Los Angeles arbeitet mein Bruder mit Hochdruck am ersten Standort in Kanada. Natürlich hat er sich Vancouver ausgesucht, weil er dort von Seattle aus am schnellsten ist. So kam es auch, dass ich bei all dem Trubel die Anzeichen einer Schwangerschaft nicht bemerkt habe. Bis Ruby mich dezent darauf hinwies, dass das nicht normal sei und ich bitte einen Schwangerschaftstest machen soll. Und noch einen und noch einen, bis ich in einem Meer aus positiven Schwangerschaftstests saß. Ausnahmslos.

David war zu dieser Zeit mit den Cavaliers auf Promotiontour in Brasilien, da sie im Herbst die ersten Footballspiele in Südamerika spielen werden. Elijah hat sich exklusiv in den südamerikanischen Markt eingekauft, was auch wieder Geld in meine Kasse spült.

Nach seiner Rückkehr merkte David mir sofort an, dass etwas mit mir nicht stimmte, und ich erzählte ihm, ohne zu zögern von den positiven Tests und dem anschließenden Besuch beim Frauenarzt.

David war mit einem Schritt bei mir, wirbelte mich durch die Luft und küsste mich so oft, dass ich kurzzeitig darum bitten musste aufzuhören. Dann sah ich die Tränen in seinen Augen, was dazu führte, dass auch bei mir alle Dämme brachen. An diesem Tag hatte ich meine Emotionen erstaunlich gut im Griff. Aber nur so lange, bis ich Davids Tränen sah. Er war überglücklich und wollte sofort alles wissen. Wir haben kein Kind geplant und nach allem, was zwischen uns war, war das sicherlich nicht der beste Zeitpunkt.

Mittlerweile glaube ich, dass es diesen bei uns nicht gibt.

Nach dem College war es nicht der richtige Zeitpunkt für uns, eine Zukunft aufzubauen und nachdem er mich betrogen hatte, wusste ich lange Zeit gar nicht mehr, ob es jemals die richtige Zeit für uns geben wird.

Davids und meine Geschichte war über Jahre hinweg ein Auf und Ab der Gefühle, bei dem wir nie so richtig vom jeweils anderen loskamen. Und ja, wir hätten mit einem Kind noch warten sollen. Andererseits frage ich mich worauf? Wir lieben uns und wir glauben an uns. Ich glaube an ihn und daran, dass er schon immer der richtige Mann für mich war. Nur leider mit sechs Jahren Verzögerung und jeder Menge unnötigem Stress.

»Ich liebe dich«, sage ich und verschränke seine Hände vor meiner kleinen Kugel.

»Ich liebe dich auch«, flüstert er und küsst meine Wange. »Hast du dir eigentlich mittlerweile überlegt, ob du nach der Hochzeit Beckett heißen willst?«

Ich fahre herum und funkle ihn an.

»Du weißt genau, dass ich meinen Nachnamen nicht abgebe«, nörgle ich. »Du könntest Bloomberg annehmen.«

»Okay.«

Ich stutze und blinzle zweimal, aber er korrigiert sich nicht.

»Was?«, frage ich.

»Ich sagte: Okay«, wiederholt er. »Ich nehme deinen Nachnamen an.«

»Aber ich … du … ich meine …« Sprachlos schließe ich den Mund wieder. »Wie kommt es?«

David nimmt meine Hände in seine und haucht mir einen Kuss auf den Finger, an dem der riesige Verlobungsring sitzt, den ich trage, seitdem er mir in Dover die Klippen zeigte, zu denen er früher mit seinem Großvater immer ging.

Das Meer war wild und rau. Eine Achterbahn der Wellen. Ähnlich wie unsere Beziehung war es nicht zu beruhigen. Es faszinierte mich so sehr, dass ich gar nicht mitbekam, wie er hinter mir auf die Knie ging und die Frage aller Fragen stellte.

Und scheiße, das war der schönste Moment in meinem Leben, abgesehen davon, dass wir ein Baby bekommen.

Auch wenn ich mir meine Verlobung immer viel glamouröser und perfekt gestylt vorgestellt hatte. Stattdessen trug ich eine Regenjacke, Leggings und klobige Wanderschuhe.

Dennoch war es perfekt, weil ich nicht mit einem Antrag gerechnet habe.

»Du hast nie gefragt«, sagt er und grinst. »Wenn es dir so wichtig ist, dass du deinen Namen behältst und es mir wichtig ist, dass wir denselben haben, nehme ich deinen an.«

»Danke«, sage ich und schlinge meine Arme um seinen Hals. »David Bloomberg. Mr. Bloomberg«, überlege ich laut.

»Lass es mich, solange ich noch Beckett heiße, genießen, ja?«

»Klar«, kichere ich. »Das wird auch noch eine Weile so sein. Ich heirate dich erst, wenn ich mich bei meiner Bachelorette Party richtig betrinken kann.«

»Das kann Jahre dauern«, meint er empört. »Wieso suchen wir uns nicht hier einen netten Pastor?«

»Nein«, sage ich und küsse ihn. »Wir heiraten genau so, wie ich es mir immer erträumt habe.«

»Okay«, wispert er. »Hauptsache ich bin auch der passende Mann dazu.«

»Auf jeden Fall«, flüstere ich. »Für immer und ewig.«

Lächelnd sieht er mich an und verschließt seine Lippen mit meinen.

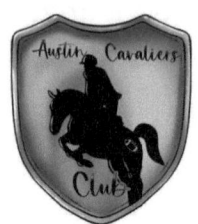

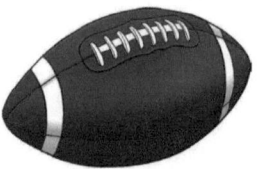

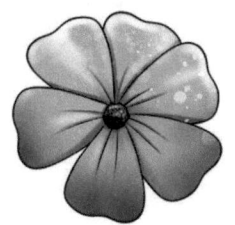

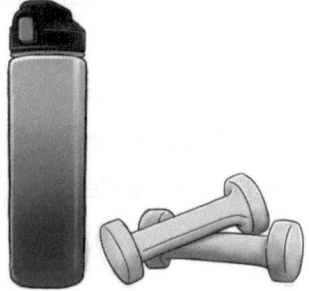

Über die Autorin

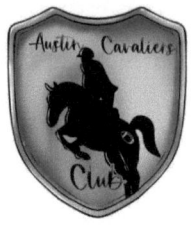

Mrs Kristal ist 1993 in Hessen geboren und studierte Medien in Marburg. Sie veröffentlichte viele Jahre unter demselben Pseudonym auf Wattpad, ehe sie 2021 den Entschluss fasste als Autorin durchzustarten. 2022 unterschrieb sie ihre ersten Verlagsverträge und brachte erfolgreiche Sports Romance Reihen heraus.

Mrs Kristal schreibt über Liebe, Freundschaft, Familie und American Football.

Ihre Inspiration erhält sie aus Gesprächen mit ihrer Familie und Freunden. Außerdem reist sie leidenschaftlich gern und nutzt vor allem ihre Urlaube auf dem nordamerikanischen Kontinent für ihre zahlreichen Ideen. Sie lebt von

Kindesbeinen an auf dem Land und teilt sich
ihre Wohnung mit ihrem Kater.

Impressum

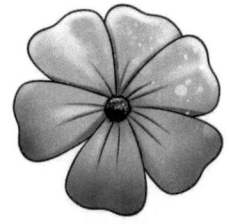

© 2024 MRS KRISTAL

c/o Block Services

Stuttgarter Str. 106

70736 Fellbach

Lektorat: Lektorat Meerblick

Cover + Zierden: Camu Illustration

Logo Blume + AC Club: CrescentKat

ISBN: 978-3-7693-0261-5

Verlag: BoD · Books on Demand GmbH,

In de Tarpen 42, 22848 Norderstedt

Druck: Libri Plureos GmbH,

Friedensallee 273, 22763 Hamburg

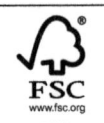